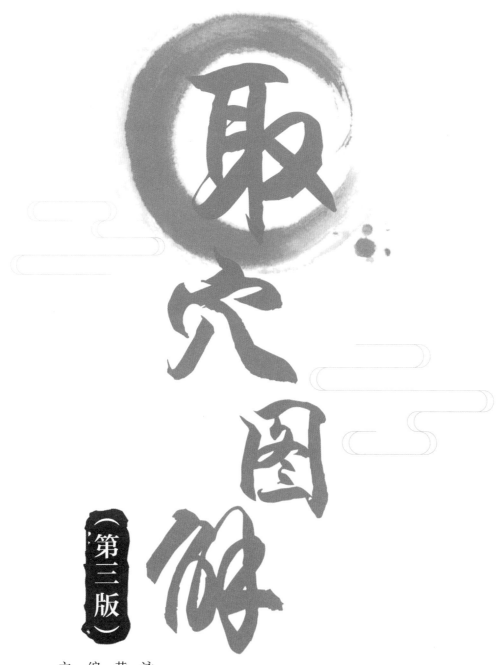

取穴图解

（第三版）

主　编：黄　泳

编　委：陈俊琦　黄焕琳　李妙铿　廖韩波　曲姗姗　王艳杰
　　　　张继苹　张嘉玲　郑　禹　钟　正

AR技术支持：陈　超　石茂林　李嘉敏　刘　璐　曾　奕　开　妍
　　　　　　杜伟浩　葛　蓉　黄国航　郑景全　刘　晶

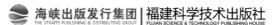

海峡出版发行集团　福建科学技术出版社
THE STRAITS PUBLISHING & DISTRIBUTING GROUP　FUJIAN SCIENCE & TECHNOLOGY PUBLISHING HOUSE

图书在版编目（CIP）数据

取穴图解/黄泳主编.—3版.—福州：福建科
学技术出版社，2016.6（2017.4重印）
ISBN 978-7-5335-4939-8

Ⅰ.①取… Ⅱ.①黄… Ⅲ.①选穴－图解 Ⅳ.
① R224.2-64

中国版本图书馆 CIP 数据核字 (2016) 第 017183 号

书　　名	取穴图解（第三版）
主　　编	黄　泳
出版发行	海峡出版发行集团
	福建科学技术出版社
社　　址	福州市东水路 76 号（邮编 350001）
网　　址	www.fjstp.com
经　　销	福建新华发行（集团）有限责任公司
印　　刷	深圳雅佳图印刷有限公司
开　　本	700 毫米 ×1000 毫米　1/16
印　　张	21.5
图　　文	319 码
版　　次	2016 年 6 月第 3 版
印　　次	2017 年 4 月第 11 次印刷
书　　号	ISBN 978-7-5335-4939-8
定　　价	49.80 元

书中如有印装质量问题，可直接向本社调换

第三版前言

　　《取穴图解》自第一版出版至今近十年，经过一次修订，累计印数 54000 册，备受读者欢迎。本书是专门为帮助大家规范而准确地取穴而写的，争取让非专业或初学者看着图文学取穴就如同跟专家教授亲授一般，没有任何取穴障碍，轻松取到穴位。本书摒弃深奥晦涩的术语，按照穴位定位的国家标准，采用通俗的取穴描述方法，将取穴关键点进行图示，确保大家一看就懂，一学就会。

　　《取穴图解（第三版）》采纳了许多读者的建议，结合读者新的需求，在前面两个版本的基础上再次进行了修订。修订的主要内容包括以下几点。①吸纳了国家最新腧穴定位标准。在国家标准框架下，介绍穴位定位，具有准确性和权威性。②将穴位彻底说清楚。删除了"足部反射区"的内容，增加了有特色的现代全息微针系统穴位，如头针头穴、足针足部穴位等，使微针系统的内容完整化，贴合临床实际。③完善、修改了穴位主治功能的描述，改进了图示的呈现形式，每个穴位都增加了带骨骼、肌肉的穴位定位图，与原来的皮肤体表定位对照，使读者同时知晓皮肤定位和穴下的结构，取穴更精准。④结合穴位使用频率，标示了 80 个重点穴位，以便读者学习和梳理，也与执业医师考试相对接。

　　特别值得一提的是，本次修订在阅读模式上做了有益的尝试，紧跟国家全媒体融合出版的思路和趋势，大胆运用了 AR（增强现实）技术实现了数字化的阅读模式。随书附有近百个穴位取穴与经脉循行的识别码，读者通过扫描识别码，可以在手机上看到相关的动态图像，跳出了二维的纸质媒体限制，将智能化的呈现形式与书本的阅读有机地结合起来，丰富读者的阅读体验，也让出版物更好地服务于广大读者。

　　第三版修订后，全书内容更丰富，阅读模式更新颖、实用，更符合读者的阅读习惯，也更贴合临床，有利于广大穴位的初学者和穴位保健的爱好者学习和备查。

　　本次修订工作，由南方医科大学中医药学院主持，在原有编撰班子的基础上，张嘉玲和张继苹也参加了本书的修订和编写，在此表示感谢。同时特别感谢本书的数字化技术负责人陈超教授及其团队的支持。

黄 泳

2016 年于广州

第二版前言

2006 年，我们针对一些没有经过系统医学训练，又对穴位疗法感兴趣的读者编写出版了《取穴图解》一书，图文并茂地介绍了 361 个经穴、39 个常用奇穴的定位、取法、主治等，以及常用耳穴、手穴、足部反射区等全息穴位的定位、主治，旨在采用相对简便的方法来学习、找取穴位，并正确应用穴位来防治疾病。一晃四年多过去了，此书备受读者欢迎，同时，读者朋友也提出了许多宝贵的意见。为使本书更加精彩，我们有针对性地对该书的某些内容进行了修改，使之以更加完美的面貌呈现在读者面前。

此次修订重版，主要包括了文字说明的进一步细化、图片展示的进一步精准，以及依据相关标准化方案更新各个知识点。文字说明方面，进一步把专业的知识转化成通俗易懂的语言进行表达。如在叙述穴位取法时，将之前的"x 轴"、"y 轴"改为"水平线"、"垂直线"，使之更好理解，还增加了常用骨性标志的标注和说明。在病症名称方面，对一些较不普及的中医病症名进行了注解。如"瘿气"，许多读者不一定明白瘿气是何种疾病，我们就特别增加了注解，令大家能够了解瘿气是一种类似于甲状腺功能亢进症的疾病。在图示方面，更新了不够清晰的图片，并在相关图示中标出取穴的参考标志，尽量使穴位的定位与取法在图中就能一目了然。在知识点的更新方面，我们参照了最新出版的相关国家标准化方案，对旧的提法、说法进行了更新，使本书的内容保持相对前沿。此次所有的修改，都是为了读者能够更好、更方便地获取及应用书中的知识。

穴位疗法虽然是一门传统疗法，但是随着医学的发展，相关知识更新得也很快。此次修订虽然增补和更正了一定的内容，但仍会有不足之处。希望各位读者再提宝贵意见。

黄 泳

2010 年 10 月于广州

前　言

　　为什么要编写一本关于寻找穴位的手册呢？因为穴位的定位是穴位疗法（针灸、推拿等等）的基本功。只有娴熟地掌握了穴位的定位，临床操作才能游刃有余。

　　为什么要编写一本相对通俗的穴位定位手册呢？因为对穴位疗法感兴趣的人群中，有相当大的一部分人，没有经过系统的医学训练，缺乏必要的医学知识培训，对专业术语望而生畏。但是，这部分人群对穴位疗法又相当热爱和执着。为此，我们编写了《取穴图解》。本书图文并茂地介绍了 361 个经穴、39 个常用奇穴的名称、归经、定位、取法、功效、主治、针灸操作；同时，也介绍了耳穴、手穴、足部反射区等全息穴位疗法系统中的有关穴位，包括名称、定位、主治等等。旨在面向广大穴位疗法爱好者，立足从非专业角度进行讲解，摒弃深奥晦涩的术语，采用直观、通俗的描述方法，手把手地教会读者如何取穴。

　　单纯的文字讲解，不足以清楚地介绍取穴的过程。我们还特意配上人体照片，并将其穿插于该书之中。我们的做法是，先暴露穴位的所在部位，然后按步骤展示取穴过程，最后将穴位所在处进行标注。每个步骤都用真人照片进行展示，且配合相应的文字加以说明，让读者一看就懂、一学就会。

编　著

2006 年 8 月

本书使用指南

轻松一扫，玩转 3D 穴位

扫描微信公众号并加关注→输入"取穴图解"→长按二维码识别→下载客户端→扫描书中识别码，即可观看经络 3D 图或 AR（增强现实）技术展示的穴位视频。

十四经中文名

如果您知道腧穴所属经络，就可在本经下快速找到该穴。

十四经英文缩写

一、手太阴肺经（LU） Lung Meridian of Hand-Taiyin

十四经英文全称

（一）经脉循行

1. 循行路线

起于中焦，向下联络大肠，回绕过来沿着胃的上口，通过横膈，属于肺脏，从"肺系"（肺与喉咙相联系的部位）横行出来（中府），向下沿上臂内侧，行于手少阴经和手厥阴经的前面，下行到肘窝中，沿着臂内侧前缘，进入寸口，经过鱼际，沿着鱼际的边缘，出拇指桡侧端（少商）。

手腕后方的支脉：从列缺处分出，一直走向示指（食指）桡侧端（商阳），与手阳明大肠经相接。

2. 联系脏器

胃、肺、咽、大肠。

轻松一扫，玩转 3D 穴位

下载客户端扫码即可观看经脉循行 3D 图像。

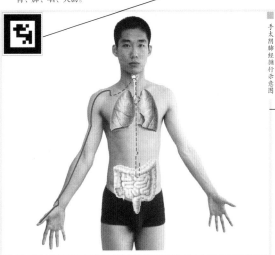

手太阴肺经循行示意图

经脉循行示意图

腧穴代码

如果您知道腧穴代码，就可根据代码中所提供的经络缩写及序号，通过目录快速找到该穴。

特定穴

腧穴定位

腧穴中文名

如果您知道腧穴中文名，就可在书末附录"经穴及奇穴中文名笔画索引"中快速找到该穴。

识别码

取穴视频识别码，下载客户端扫码即可观看。

腧穴拼音

1　**中府（LU1）**Zhōngfǔ
肺募穴　手足太阴经交会穴

定位 在胸部，横平第1肋间隙，锁骨下窝外侧，前正中线旁开6寸

【取法】平卧或端坐，从肩向前下方摸到的第一块骨头为锁骨，锁骨下可触及的肋骨为第2肋，其上方即是第1肋间隙，以此间隙作为水平线；再从前正中线开始，用"一夫法"量取两个3寸，沿其外侧作垂直线。两线相交处，即为中府穴。

【功效】止咳平喘，通经活络。

【主治】咳嗽、气喘、胸中胀痛、胸痛、肩背痛。

【操作】向外斜刺0.5~0.8寸，可灸。不可向内深刺，以免伤及肺脏。

腧穴取法

如果这里有您看不懂的解剖名词，请查看书末附录"人体骨骼解剖图"。

体表解剖对照图

腧穴主治

如果这里有您看不懂的中医名词，请查看书末附录"中医名词解释"。

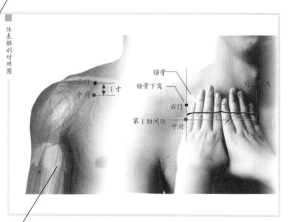

腧穴定位和取法示意图
皮肤、骨骼定位图对照展示

19

2

CONTENTS 目 录

目 录 CONTENTS

CONTENTS 目录

目录 CONTENTS

目录 CONTENTS

CONTENTS 目录

目 录 CONTENTS

第三章　经外奇穴

目 录 CONTENTS

目 录 CONTENTS

第六章　手穴

CONTENTS 目 录

第七章　足穴

目 录 CONTENTS

附 录

第一章

穴位概述

腧穴，俗称"穴位"，是人体脏腑经络之气输注于体表的特殊部位。"腧"与"输"义通，有转输、输注的含义；"穴"即孔隙的意思。人体的穴位很多，大体上可分为十四经穴、经外奇穴和阿是穴三类。

（一）十四经穴

凡归属于十二经脉与任、督二脉的穴位，称为"十四经穴"，简称"经穴"。这些穴位有确定的名称、确定的位置和明确的经脉归属，即定名、定位和定经。经穴共有 361 个，是穴位的主要部分。

（二）经外奇穴

不属于十四经穴的一些穴位，因其有奇效，故称"奇穴"。又因其在十四经以外，故又称为"经外奇穴"。奇穴有确定的穴名，确定的位置，但没有经脉归属，即定名、定位，但不定经。

（三）阿是穴

不属于十四经穴、经外奇穴的一些压痛点、敏感点或有阳性反应物，如结节和皮下条索状物等，称为"阿是穴"。"阿是"即有"痛"的意思，因按压痛处时，病人常会"啊"的一声，故形象取名为"阿是穴"。

取穴图解（第二版）

二、穴位的治疗作用

通过推拿、针刺、艾灸、刮痧等方法刺激穴位，可以疏通经络、调节气血、平衡阴阳，从而达到扶正祛邪的目的。在治疗上，穴位的作用主要有以下 3 个方面。

(一) 近治作用

这是一切穴位 (包括十四经穴、经外奇穴、阿是穴) 主治作用的共同特点。这些穴位均能治疗该穴所在部位、邻近部位及邻近组织、器官的病症。如眼区的睛明、承泣、四白、球后各穴，均能治疗眼病；耳区的听宫、听会、翳风、耳门诸穴，均能治疗耳病；胃部的中脘、建里、梁门诸穴，均能治疗胃病等。

(二) 远治作用

这是十四经穴位主治作用的基本规律。在十四经穴位中，尤其是十二经脉在四肢肘、膝关节以下的穴位，不仅能治局部病症，而且能治本经循行所涉及的远隔部位的组织、器官、脏腑的病症，有的甚至具有影响全身的作用。如合谷穴，不仅能治上肢病症，而且能治颈部和头面部病症，同时还能治外感病的发热；足三里穴不但能治疗下肢病症，而且对调整消化系统的功能，甚至对人体免疫功能、神经系统和内分泌系统等各方面都具有调节作用。

(三) 特殊作用

某些穴位还具备特殊的治疗作用，比如对机体的双向良性调整作用。泄泻时，针刺天枢穴能止泻；便秘时，针刺天枢穴又能通便。心动过速时，针刺内关穴能减慢心率；心动过缓时，针刺内关穴又可使心率恢复正常。针刺足三里穴可使高血压患者血压降低，又可使休克患者血压升高。此外，某些穴位还有相对特异的治疗作用，如大椎穴退热，至阴穴矫正胎位等。

三、特定穴

有一部分穴位被称为"特定穴"，它们除具有经穴的共同主治特点外，还有其特殊的性能和治疗作用，故又有特别的称号。特定穴的分类和特点分述如下。

（一）五输穴

五输穴为十二经脉在四肢肘、膝关节以下的 5 个重要穴位。十二经脉共有五输穴 60 个。

五输穴分别称为：井、荥、输、经、合。古人把经气的运行比喻为水流的从小到大、从浅到深。井为源头，经气所出之处；荥为涓涓泉水，经气小且浅；输为小溪流，经气逐渐从小到大、由浅入深；经为江河，经气较大、较深；合为百川汇合入海，经气充盛，在此汇入脏腑。阴经五输穴的五行属性为井属木，荥属火，输属土，经属金，合属水；阳经五输穴的五行属性为井属金，荥属水，输属木，经属火，合属土。

十二经脉五输穴

经 脉	井 穴	荥 穴	输 穴	经 穴	合 穴
手太阴肺经	少商	鱼际	太渊	经渠	尺泽
手阳明大肠经	商阳	二间	三间	阳溪	曲池
足阳明胃经	厉兑	内庭	陷谷	解溪	足三里
足太阴脾经	隐白	大都	太白	商丘	阴陵泉
手少阴心经	少冲	少府	神门	灵道	少海
手太阳小肠经	少泽	前谷	后溪	阳谷	小海
足太阳膀胱经	至阴	足通谷	束骨	昆仑	委中
足少阴肾经	涌泉	然谷	太溪	复溜	阴谷
手厥阴心包经	中冲	劳宫	大陵	间使	曲泽
手少阳三焦经	关冲	液门	中渚	支沟	天井
足少阳胆经	足窍阴	侠溪	足临泣	阳辅	阳陵泉
足厥阴肝经	大敦	行间	太冲	中封	曲泉

（二）原穴、络穴

原穴是脏腑的原气输注、经过和留止的部位。原气导源于肾间动气而输布于全身，可激发全身各脏腑、经络等一切组织器官的生理活动，是人体生命活动的原动力。而原穴就是其留止之处，所以"五脏六腑之有病者，皆取其原也"。十二经脉各有 1 个原穴，均分布在四肢腕、踝关节附近。

络穴，是络脉由经脉别出部位的穴位，是表里两经联络之处。十四经脉各有 1 个络穴，加上脾之大络，合称"十五络穴"。十二经脉的络穴均位于四肢肘、膝关节以下部位，任、督二脉的络穴和脾之大络分别位于躯干的前、后和侧面。

十二经原穴

经　络	原　穴	经　络	原　穴
手太阴肺经	太渊	手阳明大肠经	合谷
足阳明胃经	冲阳	足太阴脾经	太白
手少阴心经	神门	手太阳小肠经	腕骨
足太阳膀胱经	京骨	足少阴肾经	太溪
手厥阴心包经	大陵	手少阳三焦经	阳池
足少阳胆经	丘墟	足厥阴肝经	太冲

十五络穴

经　络	络　穴	经　络	络　穴
手太阴肺经	列缺	手阳明大肠经	偏历
足阳明胃经	丰隆	足太阴脾经	公孙
手少阴心经	通里	手太阳小肠经	支正
足太阳膀胱经	飞扬	足少阴肾经	大钟
手厥阴心包经	内关	手少阳三焦经	外关
足少阳胆经	光明	足厥阴肝经	蠡沟
任脉	鸠尾	督脉	长强
脾之大络	大包		

（三）俞穴、募穴

　　俞穴是脏腑经气输注于背腰部之处，又称"背俞穴"。五脏六腑各有1个俞穴，位于背腰部足太阳膀胱经第一侧线上。

　　募穴是脏腑经气汇聚于胸腹部之处，又称"腹募穴"。五脏六腑也各有1个募穴。募穴在身前，俞穴在身后，其位置均与相关脏腑所处的部位相接近。

背俞穴

脏 腑	俞 穴	脏 腑	俞 穴
肺	肺俞	心包	厥阴俞
心	心俞	肝	肝俞
胆	胆俞	脾	脾俞
胃	胃俞	三焦	三焦俞
肾	肾俞	大肠	大肠俞
小肠	小肠俞	膀胱	膀胱俞

腹募穴

脏 腑	募 穴	脏 腑	募 穴
肺	中府	心包	膻中
心	巨阙	肝	期门
胆	日月	脾	章门
胃	中脘	三焦	石门
肾	京门	大肠	天枢
小肠	关元	膀胱	中极

（四）八会穴

　　八会穴是指脏、腑、气、血、筋、脉、骨、髓等精气所汇集的8个穴位，分布于躯干部和四肢部。八会穴与人体脏、腑、气、血、筋、脉、骨、髓有密切的关系，在临床凡与此八者有关的病症，均可选用八会穴治疗。如脏病取章门，腑病取中脘，各种出血病症取膈俞。此外，八会穴还能治疗某些热病。

八会穴

名　称	八会穴	名　称	八会穴
脏会	章门	腑会	中脘
气会	膻中	血会	膈俞
筋会	阳陵泉	脉会	太渊
骨会	大杼	髓会	悬钟

(五) 郄穴

　　郄穴是经脉经气深聚的部位。十二经脉及阴阳跷脉、阴阳维脉各有 1 个郄穴，共有 16 个郄穴，称为"十六郄穴"。郄穴常用来治疗本经循行所经过的部位及所属脏腑的急性病症。

十六郄穴

经　络	郄　穴	经　络	郄　穴
手太阴肺经	孔最	手阳明大肠经	温溜
足阳明胃经	梁丘	足太阴脾经	地机
手少阴心经	阴郄	手太阳小肠经	养老
足太阳膀胱经	金门	足少阴肾经	水泉
手厥阴心包经	郄门	手少阳三焦经	会宗
足少阳胆经	外丘	足厥阴肝经	中都
阴跷脉	交信	阳跷脉	跗阳
阴维脉	筑宾	阳维脉	阳交

(六) 下合穴

　　下合穴是六腑之气下合于足三阳经的 6 个穴位，又称"六腑下合穴"。足三阳经的下合穴即五输穴中的合穴。手三阳经除了在上肢五输穴中的合穴外，在下肢另有下合穴。

六腑下合穴

六　腑	下合穴	六　腑	下合穴
胃	足三里	三焦	委阳
大肠	上巨虚	膀胱	委中
小肠	下巨虚	胆	阳陵泉

(七) 八脉交会穴

八脉交会穴是十二经脉与奇经八脉相通的 8 个穴位，这些穴位均分布于腕、踝部附近，主治奇经病症。

八脉交会穴

所通的奇经八脉	八脉交会穴	所通的奇经八脉	八脉交会穴
通于督脉	后溪	通于任脉	列缺
通于冲脉	公孙	通于带脉	足临泣
通阴跷脉	照海	通阳跷脉	申脉
通阴维脉	内关	通阳维脉	外关

(八) 交会穴

两条或两条以上的经脉在循行过程中相互交会，在会合部位的穴位称交会穴，多分布于头面、躯干部。如大椎穴，是督脉上的腧穴，又与手、足三阳经相交会，所交会的经脉达 7 条之多。又如三阴交穴，为肝、脾、肾三经交会穴。

取穴图解（第三版）

四、穴位的定位方法

穴位疗法中，治疗效果与取穴是否准确有着密切的关系。为了定准穴位，必须掌握好定位方法，常用的方法有以下4种。

（一）骨度分寸定位法

骨度分寸定位法以骨节为主要标志，测量人体不同部位的长度，作为穴位量取标准的方法。骨度分寸定位法有横寸和直寸之分。

常用的横寸有：

起止点	折量寸
两额角发际（头维）之间	9寸
耳后两乳突（完骨）之间	9寸
两乳头之间	8寸
两肩胛骨喙突内侧缘之间	12寸
两肩胛骨内缘之间	6寸
肩胛骨内缘至后正中线	3寸

常用的直寸有：

起止点	折量寸
前后发际之间	12寸
眉间至前发际正中	3寸
胸骨上窝（天突）至剑胸结合（歧骨）	9寸
剑胸结合（歧骨）至脐中	8寸
脐中至耻骨联合上缘（曲骨）	5寸
腋前、后纹头至肘横纹（平肘尖）	9寸
肘横纹（平肘尖）至腕掌（背）侧横纹	12寸
股骨大转子至腘横纹（平髌尖）	19寸
臀下横纹至腘横纹	14寸
腘横纹（平髌尖）至外踝尖	16寸
耻骨联合上缘至髌底	18寸
胫骨内侧髁下方至内踝尖	13寸
内踝尖至足底	3寸
髌尖（膝中）至内踝尖	15寸
髌尖至髌底	2寸

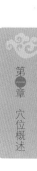

应用骨度分寸定位法取穴时应注意，特定部位的骨度分寸只能用于取该部的穴位。

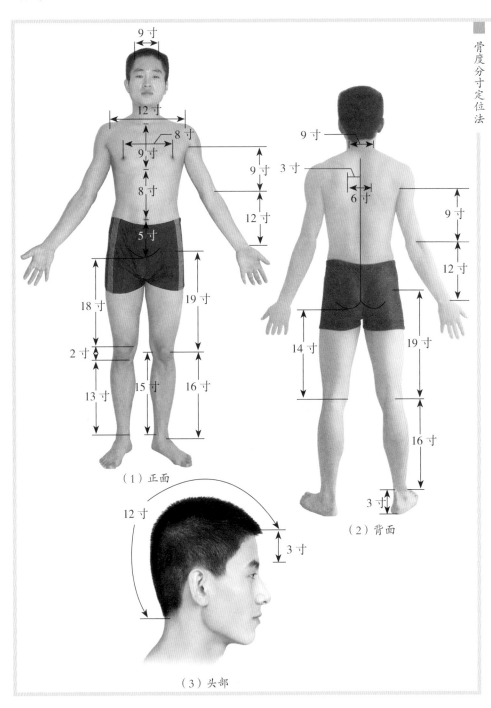

（1）正面

（2）背面

（3）头部

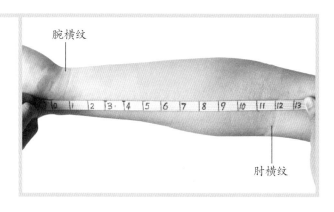

腕横纹

肘横纹

在实际应用骨度分寸定位法取穴时，可使用标有刻度的弹性皮筋作为辅助工具。如腕横纹至肘横纹的距离是 12 寸，在量取前臂内侧面穴位时，可将弹性皮筋的刻度 0 对准腕横纹，刻度 12 对准肘横纹。

（二）解剖标志定位法

解剖标志定位法是以人体表面所具有的特征性解剖标志为依据，来确定穴位位置的方法。人体的解剖标志有固定标志和活动标志两种。

固定标志：以人体表面固定不移，又有明显特征的部位作为取穴标志。如眉梢处有丝竹空穴，鼻尖是素髎穴，肚脐中央是神阙穴等等。

活动标志：以人体某个动作出现的隆起、凹陷、孔隙、皱纹等作为取穴标志。如取听会要张口取穴，取环跳要侧卧屈股取穴等等。

常用定穴解剖标志的体表定位法如下：

第 2 肋	平胸骨角水平，锁骨下可触及的肋骨即第 2 肋
第 4 肋间隙	男性乳头平第 4 肋间隙
第 7 颈椎棘突	颈后隆起最高且能随头旋转而转动者为第 7 颈椎棘突
第 2 胸椎棘突	直立，两手下垂时，两肩胛骨上角连线与后正中线的交点
第 7 胸椎棘突	直立，两手下垂时，两肩胛骨下角的水平线与后正中线的交点
第 12 胸椎棘突	直立，两手下垂时，横平两肩胛骨下角与两髂嵴最高点连线的中点（即第 7 胸椎与第 4 腰椎的中点）
第 4 腰椎棘突	两髂嵴最高点连线与后正中线的交点
第 2 骶椎	两髂后上棘连线与后正中线的交点
骶管裂孔	取尾骨上方左右的骶角，在与两骶角平齐的后正中线上

注：人体有 7 个颈椎、12 个胸椎、5 个腰椎、5 个骶椎、1 个尾骨。

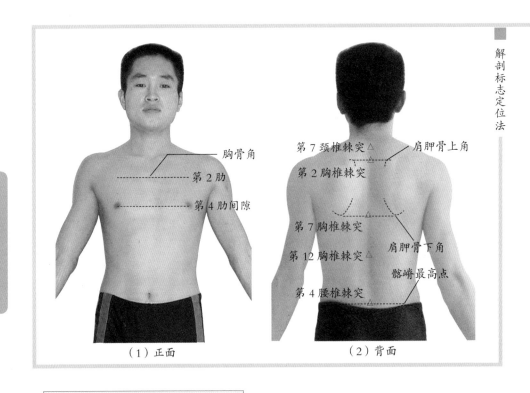

（1）正面　　　　　　　　　（2）背面

胸骨角
第 2 肋
第 4 肋间隙
第 7 颈椎棘突△
第 2 胸椎棘突
第 7 胸椎棘突△
第 12 胸椎棘突△
第 4 腰椎棘突△
肩胛骨上角
肩胛骨下角
髂嵴最高点

（三）手指同身寸取穴法

　　手指同身寸取穴法是以被操作者本人手指的长度或宽度为标准来取穴，简称"指寸法"。常用的指寸法有中指同身寸、拇指同身寸和横指同身寸 3 种。

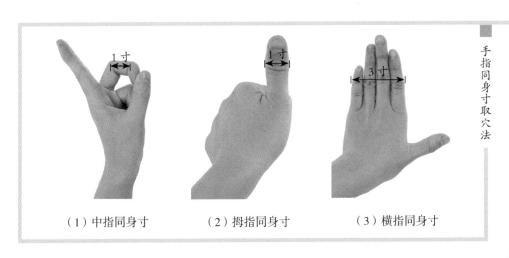

（1）中指同身寸　　　　（2）拇指同身寸　　　　（3）横指同身寸

1寸　　　1寸　　　3寸

中指同身寸法：以被操作者本人中指中节屈曲时内侧两端纹头之间作为 1 寸。适用于四肢部的直寸取穴和背部的横寸取穴。

拇指同身寸法：以被操作者本人拇指指间关节的横向宽度作为 1 寸。亦适用于四肢部的直寸取穴。

横指同身寸法：又名"一夫法"，将示指（食指）、中指、环指（无名指）和小指并拢，以中指近端指间关节横纹为准，四指横向宽度作为 3 寸。适用于四肢部的直寸取穴。

除 1 寸、3 寸外，如果要量取 0.5 寸、1.5 寸、6 寸等，只要按照上述方法的比例折量即可，即 0.5 寸为 1 寸的一半，1.5 寸为 3 寸的一半，6 寸可量取 2 个 3 寸等。

（四）简便取穴法

简便取穴法是临床一种简便易行的方法，常作为一种辅助方法使用。如取立正姿势，垂手，于中指端取风市穴；两手虎口自然平直交叉，在示指（食指）尽端到达处取列缺穴等。

(一) 标准体位

　　传统腧穴定位的标准体位是采用标准的解剖学体位，即身体直立，两眼平视前方，两足并拢，足尖向前，上肢下垂于身体两侧，掌心向前。

(二) 方位术语

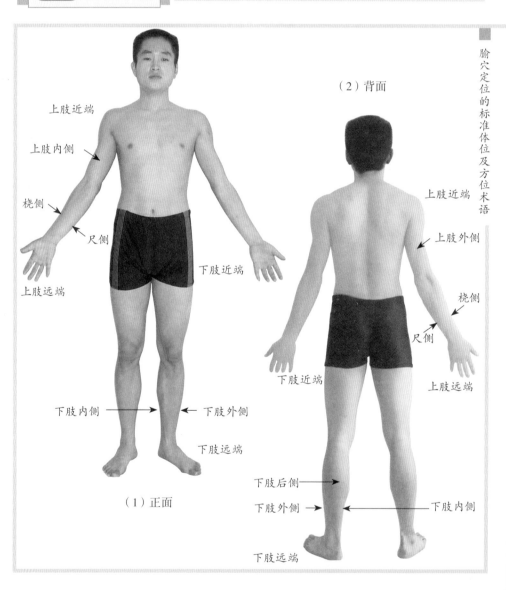

（2）背面

上肢近端
上肢内侧
桡侧
尺侧
下肢近端
上肢远端
下肢内侧
下肢外侧
下肢远端

（1）正面

上肢近端
上肢外侧
桡侧
尺侧
上肢远端
下肢近端
下肢后侧
下肢外侧
下肢内侧
下肢远端

（1）内侧、外侧：靠近人体正中线者为内，远离人体正中线者为外。就上肢而言，掌心一侧为内侧，是手三阴经穴所分布的部位；手背一侧为外侧，是手三阳经穴所分布的部位。就下肢而言，靠近人体正中线的一侧为内侧，是足三阴经穴所分布的部位；远离人体正中线的一侧为外侧，后面为后侧，下肢外侧、后侧是足三阳经穴所分布的部位。

（2）尺侧、桡侧：在描述前臂的穴位时，靠近拇指的一侧为桡侧，靠近小指的一侧为尺侧。

（3）前、后：距身体腹面近者为前，距身体背面近者为后。

（4）上、下：靠近身体的上端为上，靠近身体的下端为下。

（5）近侧（端）、远侧（端）：在四肢，上又称为近侧（端），距肢体根部较近；下又称远侧（端），距肢体根部较远。

六、全息穴位疗法简介

全息穴位疗法是全息生物学的一个范畴。后者是山东大学张颖清教授创立的新生物观理论。张教授指出，生物体相对独立的部分各对应位点在全息胚上排布的结果，使全息胚都各自成为整体的缩影。此理论已广泛应用于动物学、植物学、农学、古生物学以及医学领域中。

全息穴位疗法，是指在一个相对狭小的局部取穴治疗，以调理全身、治疗全身疾病的一种方法。这里所谓的"狭小局部"，并不是任意一个狭小局部，而是符合全息生物学理念的"全息胚胎缩影"。这些特殊的"狭小局部"，是全身的一个缩影，在这个缩影里，选取一定的穴位，就能够调理、治疗全身相应部位的疾病。

全息穴位疗法是对祖国医学，尤其是针灸学、经络学说的重大补充和发展，全息穴位配合传统的经络穴位治疗疾病，可以相得益彰，疗效更佳。近来，涌现出不少有效的全息穴位疗法，比如头针（在头部施治可以调理全身）、耳针（在耳部施治可以治疗全身疾病。以下类推）、面针、眼针、鼻针、人中针、口针、舌针、唇针、颈针、脊针、腹针、手针、手象针、足针、足象针、腕踝针、第二掌骨侧针疗法等等。从上述这些多种多样的全息穴位疗法中，我们不难看出，全息穴位疗法已经发展得非常有规模了。

全息穴位疗法中的"穴位"不全是"点"的概念，有些指的是一条有一定走行方向的线段，如国际标准化头针穴位；有些则指的是一定面积的区域，如耳针疗法中的耳穴。临床运用时，或在某一特定区域内寻找敏感点、压痛点，或在某一特定线段上进行划分，划分出来的不同线段有着各自对应的全身主治范围。

本书除了介绍十四经穴、经外奇穴外，还向读者介绍较为常用、易于掌握的头针疗法中的头穴、耳针疗法中的耳穴、手针疗法中的手穴、足针疗法中的足穴。这些疗法除了在针灸临床常规地运用之外，还广泛地运用于保健、康复、理疗，以及消除疲劳、缓解紧张的足底按摩等方面。相对而言，这些全息穴位（穴区）运用更加广泛、更加易于学习和掌握，且临床已经证明有着确实的疗效。

第二章

十四经穴

（一）经脉循行

1. 循行路线

起于中焦，向下联络大肠，回绕过来沿着胃的上口，通过横膈，属于肺脏，从"肺系"（肺与喉咙相联系的部位）横行出来（中府），向下沿上臂内侧，行于手少阴经和手厥阴经的前面，下行到肘窝中，沿前臂内侧前缘，进入寸口，经过鱼际，沿着鱼际的边缘，出拇指桡侧端（少商）。

手腕后方的支脉：从列缺处分出，一直走向示指（食指）桡侧端（商阳），与手阳明大肠经相接。

2. 联系脏器

胃、肺、咽、大肠。

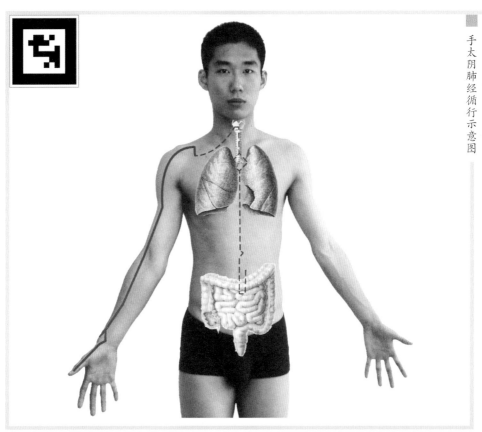

手太阴肺经循行示意图

1	中府（LU1）Zhōngfǔ 肺募穴；手足太阴经交会穴	**定位** 在胸部，横平第1肋间隙，锁骨下窝外侧， 前正中线旁开6寸

【取法】平卧或端坐，从肩向前下方摸到的第一块骨头为锁骨，锁骨下可触及的肋骨为第2肋，其上方即是第1肋间隙，以此间隙作为水平线；再从前正中线开始，用"一夫法"量取两个3寸，沿其外侧作垂直线。两线相交处，即为中府穴。

【功效】止咳平喘，通经活络。

【主治】咳嗽、气喘、胸中胀痛、胸痛、肩背痛。

【操作】向外斜刺0.5~0.8寸，可灸。不可向内深刺，以免伤及肺脏。

体表解剖对照图

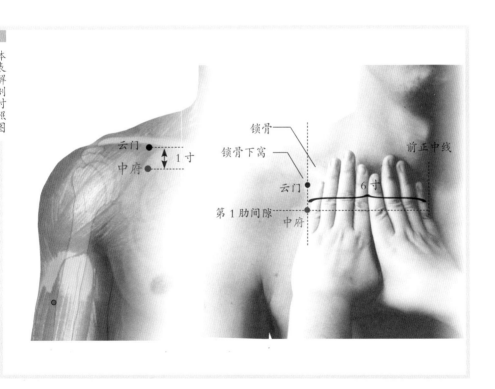

云门　中府　1寸

锁骨　锁骨下窝　前正中线　云门　6寸　第1肋间隙　中府

2　云门（LU2） Yúnmén　**定位** 在胸部，锁骨下窝凹陷中，肩胛骨喙突内缘，前正中线旁开6寸

【**取法**】如上法取中府穴（LU1），再直上1寸，即为云门穴。

【**功效**】止咳平喘，通经活络。

【**主治**】咳嗽、气喘、胸痛、肩关节内侧痛。

【**操作**】向外斜刺0.5~0.8寸；可灸。不可向内深刺，以免伤及肺脏。

3　天府（LU3） Tiānfǔ　**定位** 在臂前区，腋前纹头下3寸，肱二头肌桡侧缘处

【**取法**】上肢掌侧向内，伸直前举与肩平，头部向上臂靠拢，鼻尖触及处，即为天府穴。

【**功效**】止咳平喘，通经活络。

【**主治**】气喘、瘿气（甲状腺功能亢进症等）、鼻衄（鼻出血）、上臂内侧疼痛。

【**操作**】直刺0.5~1寸。

4　侠白（LU4） Xiábái　**定位** 在臂前区，腋前纹头下4寸处，肱二头肌桡侧缘处

【**取法**】①如上法取天府穴（LU3），向下1寸处，即是侠白穴。②手臂伸直，上举，鼻尖同时也靠近上肢，鼻尖触及处前1寸，即为该穴。

【**功效**】止咳平喘，通经活络。

【**主治**】咳嗽、气喘、干呕、烦满、上臂内侧痛。

【**操作**】直刺0.5~1寸；可灸。

5　尺泽（LU5） Chǐzé　合穴☆　**定位** 在肘区，肘横纹上，肱二头肌腱桡侧缘凹陷中

【**取法**】上肢伸直，掌心向上，以肘横纹为水平线，以肱二头肌腱桡侧为垂直线，两线相交处即为尺泽穴。

【**功效**】止咳平喘，通经活络。

【**主治**】咳嗽、气喘、咯血、潮热、咽喉肿痛、胸部胀满、小儿惊风、吐泻、肘臂挛痛。

【**操作**】直刺0.8~1.2寸，或点刺出血；可灸。

注：标注☆为重点常用穴。

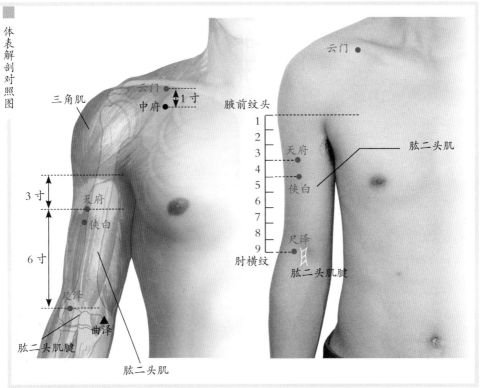

三角肌
云门
中府
1寸
腋前纹头
1
2
3 天府
4
5 侠白
6
7
8
9 尺泽
肘横纹
肱二头肌
肱二头肌腱
云门
3寸
天府
侠白
6寸
尺泽
曲泽
肱二头肌腱
肱二头肌

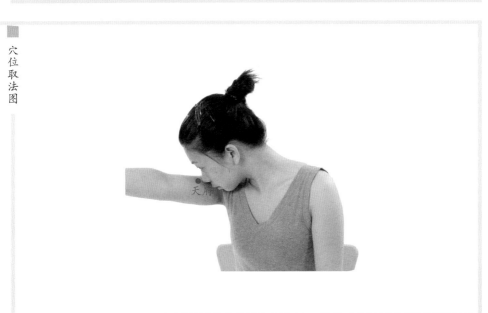

天府

6 孔最（LU6）
Kǒngzuì 郄穴☆

定位 在前臂前区，腕掌侧远端横纹上 7 寸，尺泽（LU5）与太渊（LU9）连线上

【取法】上臂伸直，掌心向上，在肘横纹处定尺泽穴（LU5），再于腕横纹处定太渊穴（LU9），两穴之间作一连线，从太渊开始，向上量取 7 寸处，即为孔最穴。

【功效】止咳平喘利咽，通经活络。

【主治】咳嗽、气喘、咯血、咽喉肿痛、肘臂挛痛、痔疾。

【操作】直刺 0.5~1 寸；可灸。

7 列缺（LU7） Lièquē
络穴；八脉交会穴，通于任脉☆

定位 在前臂，腕掌侧远端横纹上 1.5 寸，拇短伸肌腱与拇长展肌腱之间，拇长展肌腱沟的凹陷中

【取法】两手拇指和其余四指自然分开，于两虎口处垂直相交，一手食指向另一手上臂自然落下，落下处即是列缺穴。

【功效】止咳平喘利咽，通经活络止痛。

【主治】咳嗽、气喘、咽喉痛、半身不遂、口眼㖞斜、偏头痛、颈强痛、牙痛。

【操作】向上斜刺 0.3 ~ 0.5 寸；可灸。

8 经渠（LU8）
Jīngqú 经穴

定位 在前臂前区，腕掌侧远端横纹上 1 寸，桡骨茎突与桡动脉之间

【取法】上臂伸直，掌心向上，从腕横纹向上量取 1 寸，桡骨茎突尺侧缘，即为经渠穴。

【功效】止咳平喘利咽，通经活络。

【主治】咳嗽、气喘、胸痛、咽喉肿痛、手腕痛。

【操作】直刺 0.3 ~ 0.5 寸；不灸。

9 太渊（LU9） Tàiyuān
输穴；原穴；八会穴之脉会

定位 在腕前区，桡骨茎突与舟状骨之间，拇长展肌腱尺侧凹陷中

【取法】上臂伸直，掌心向上，先找到腕横纹，于其桡侧摸到动脉搏动以确定桡动脉，桡动脉尺侧即为太渊穴。

【功效】止咳平喘利咽，通经活络，止血复脉。

【主治】咳嗽、气喘、咯血、胸痛、咽喉肿痛、无脉症、手腕痛。

【操作】避开桡动脉，直刺 0.3 ~ 0.5 寸；可灸。

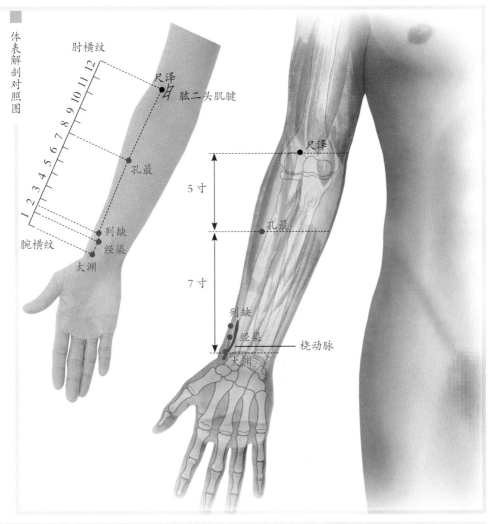

体表解剖对照图

肘横纹
尺泽
肱二头肌腱
孔最
列缺
经渠
太渊
腕横纹

尺泽
5 寸
孔最
7 寸
列缺
经渠
桡动脉
太渊

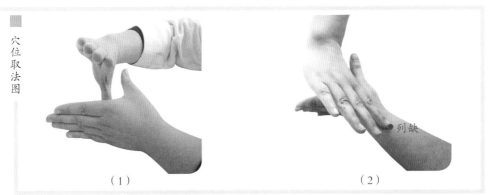

穴位取法图

（1）

（2）

列缺

10 鱼际（LU10）
YúJì 荥穴☆

定位 在手外侧，第1掌骨桡侧中点赤白肉际处

【取法】拇指伸直，先确定赤白肉际，定义为垂直线，再确定通过第1掌骨中点的、与第1掌骨相垂直的线，定义为水平线，两线相交处，即为鱼际穴。

【功效】止咳平喘，清热利咽，通经活络。

【主治】咳嗽、咯血、发热、咽喉肿痛、失音、乳痈（急性乳腺炎）、掌中热。

【操作】直刺0.5～0.8寸；可灸。

11 少商（LU11）
Shàoshāng 井穴☆

定位 在手指，拇指末节桡侧，指甲根角侧上方0.1寸（指寸）

【取法】拇指伸直，先确定桡侧指甲角，再旁开0.1寸处，即为少商穴。

【功效】清热利咽，开窍醒神，定惊止痉，通经活络。

【主治】咽喉肿痛、中风昏迷、中暑呕吐、小儿惊风、癫狂、咳嗽、鼻衄（鼻出血）。

【操作】浅刺0.1寸，或点刺出血。

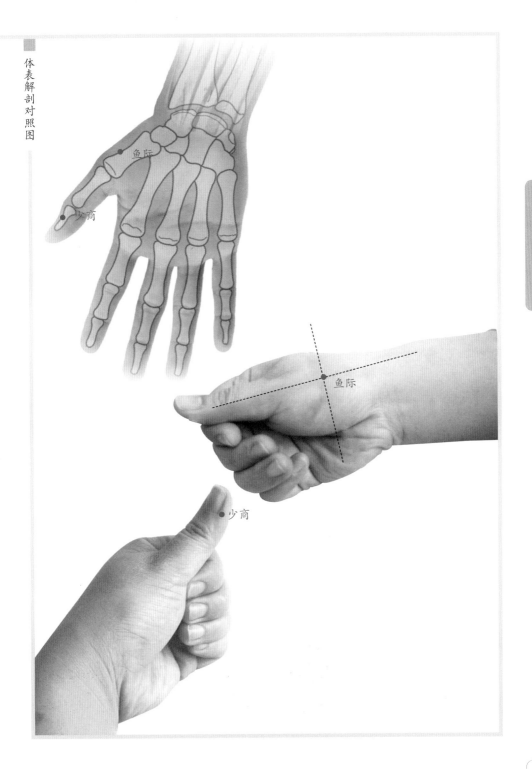

体表解剖对照图

鱼际

少商

鱼际

少商

（一） 经脉循行

1. 循行路线

　　起于示指末端（商阳），沿示指（食指）桡侧向上，通过第1、2掌骨之间（合谷），向上进入两筋（拇长伸肌腱和拇短伸肌腱）之间的凹陷处，沿前臂前方，至肘部外侧，再沿上臂外侧前缘，上走肩端（肩髃），沿肩峰前缘，向上出于颈椎"手足三阳经聚会处"（大椎，属督脉），再向前下进入缺盆（锁骨上窝部），联络肺脏，通过横膈，属于大肠。

　　缺盆部支脉：上走颈部，通过面颊，进入下齿龈，回绕至上唇，交叉于人中，左脉向右，右脉向左，分布在鼻孔两侧（迎香），与足阳明胃经相接。

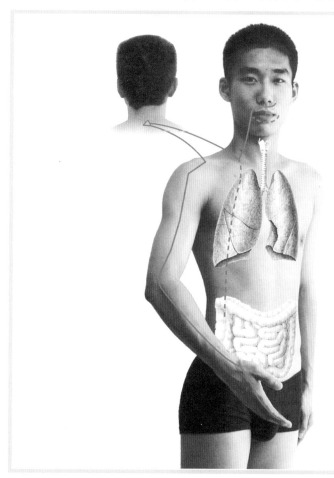

手阳明大肠经循行示意图

2. 联系脏器

肺、大肠、咽、脑、鼻、目。

（二）所属腧穴

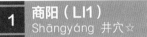

1 商阳（LI1）
Shāngyáng 井穴☆

定位 在手指，食指末节桡侧，指甲根角侧上方 0.1 寸（指寸）

【取法】示指（食指）伸直，先确定其拇指侧指甲角，再旁开 0.1 寸处，即为商阳穴。

【功效】清热利咽，醒脑开窍。

【主治】咽喉肿痛、耳鸣耳聋、中风昏迷、热病无汗、下齿痛、青盲。

【操作】浅刺 0.1 寸，或点刺出血。

体表解剖对照图

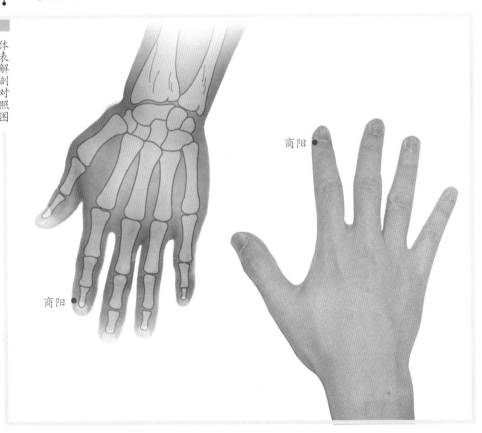

商阳

商阳

2 二间（LI2）
Erjiān　荥穴

定位 在手指，第2掌指关节桡侧远端赤白肉际处

【取法】自然弯曲示指（食指），找到掌指关节，向指尖方向摸到关节结束处，在靠拇指侧，皮肤颜色深浅变化的交界处，即为二间穴。

【功效】清热利咽，通络止痛。

【主治】齿痛、咽喉肿痛、口眼㖞斜、目痛、热病。

【操作】直刺 0.2 ~ 0.4 寸；可灸。

3 三间（LI3）
Sānjiān　输穴

定位 在手背，第2掌指关节桡侧近端凹陷处

【取法】自然弯曲示指（食指），找到掌指关节，向掌根方向摸到关节结束处，在靠近拇指侧，皮肤颜色深浅变化的交界处，即为三间穴。

【功效】清热利咽，通络止痛。

【主治】咽喉肿痛、齿痛、身热、腹胀肠鸣。

【操作】直刺 0.3 ~ 0.5 寸；可灸。

4 合谷（LI4）
Hégǔ　原穴☆

定位 在手背，第2掌骨桡侧的中点处

【取法】一手拇指弯曲，另一只手虎口分开，弯曲的拇指指间关节卡在另一只手张开的虎口处，自然落下，拇指尖处即是合谷穴。

【功效】清热利咽，通络止痛，息风止痉，行气活血。

【主治】头痛、齿痛、目赤肿痛、咽喉肿痛、失音、口眼㖞斜、半身不遂、痄腮（流行性腮腺炎）、疔疮、经闭、腹痛、牙关紧闭、小儿惊风、鼻衄（鼻出血）、耳鸣耳聋、发热恶寒、无汗、多汗、瘾疹（荨麻疹）、疟疾。

【操作】直刺 0.5 ~ 1 寸；可灸。

5 阳溪（LI5）
Yángxī　经穴

定位 在腕区，腕背侧远端横纹桡侧，桡骨茎突远端，解剖学"鼻烟窝"凹陷中

【取法】手拇指向上翘起，顺着拇指背侧找到腕横纹处，有两条肌腱，之间有一凹陷处，即为阳溪穴。

【功效】平肝潜阳，消肿止痛，通经活络。

【主治】头痛、耳鸣耳聋、咽喉肿痛、腕臂痛、齿痛。

【操作】直刺 0.5 ~ 0.8 寸；可灸。

体表解剖对照图

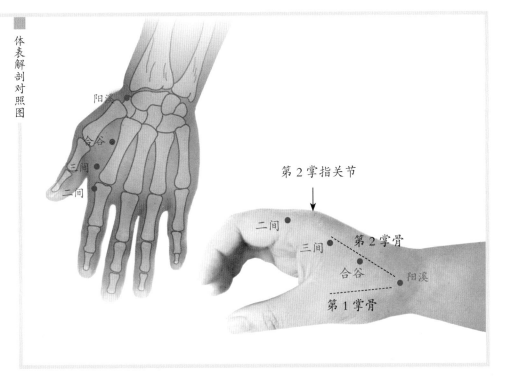

阳溪

合谷

三间

二间

第2掌指关节

二间

三间

第2掌骨

合谷

阳溪

第1掌骨

穴位取法图

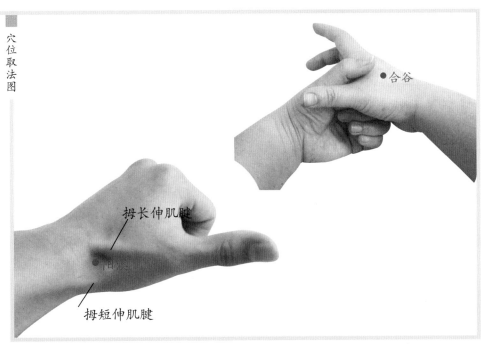

合谷

拇长伸肌腱

阳溪

拇短伸肌腱

| 6 | 偏历（LI6）
Piānlì 络穴 |

定位 在前臂，腕背侧远端横纹上 3 寸，阳溪（LI5）与曲池（LI11）连线上

【取法】屈肘，先找到阳溪穴（LI5），再找到曲池穴（LI11），在两穴连线上，从阳溪向上量取 3 寸处，即为偏历穴。

【功效】平肝潜阳，消肿止痛，通经活络。

【主治】耳鸣耳聋、目赤、鼻衄（鼻出血）、喉痛、手臂酸痛。

【操作】直刺 0.3 ~ 0.5 寸，斜刺 1 寸；可灸。

| 7 | 温溜（LI7）
Wēnliū 郄穴 |

定位 在前臂，腕背侧远端横纹上 5 寸，阳溪（LI5）与曲池（LI11）连线上

【取法】屈肘，先找到阳溪穴（LI5），再找到曲池穴（LI11），在两穴连线上，从阳溪穴向上量取 5 寸处，即为温溜穴。

【功效】平肝潜阳，消肿止痛，理气和胃，通经活络。

【主治】头痛、面肿、咽喉肿痛、肩背酸痛、疔疮、吐舌、肠鸣腹痛。

【操作】直刺 0.5 ~ 1 寸；可灸。

| 8 | 下廉（LI8）
Xiàlián |

定位 在前臂，肘横纹下 4 寸，阳溪（LI5）与曲池（LI11）连线上

【取法】屈肘，先找到阳溪穴（LI5），再找到曲池穴（LI11），在两穴连线上，从曲池穴向下量取 4 寸处，即为下廉穴。

【功效】平肝潜阳，行气止痛，通经活络。

【主治】头痛、眩晕、肘臂痛、半身不遂、腹痛、腹胀、目痛。

【操作】直刺 0.5 ~ 1 寸；可灸。

| 9 | 上廉（LI9）
Shànglián |

定位 在前臂，肘横纹下 3 寸，阳溪（LI5）与曲池（LI11）连线上

【取法】屈肘，先找到阳溪穴（LI5），再找到曲池穴（LI11），在两穴连线上，从曲池穴向下量取 3 寸处，即为上廉穴。

【功效】祛风止痉，活络止痛，理气和胃。

【主治】头痛、半身不遂、肩臂酸痛麻木、腹痛、肠鸣、腹泻。

【操作】直刺 0.8 ~ 1 寸；可灸。

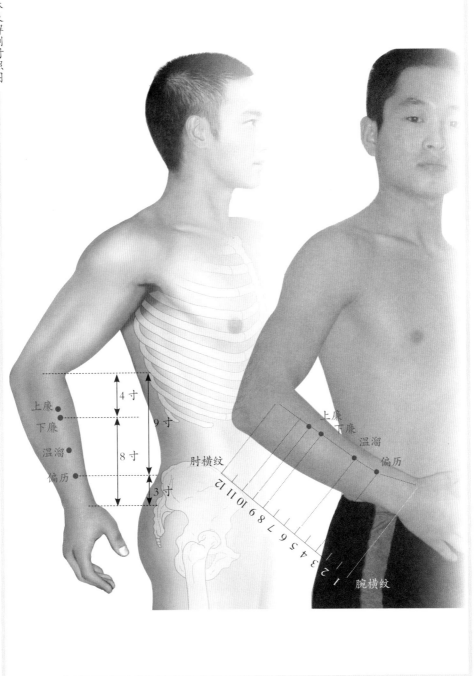

10 手三里（LI10）
Shǒusānlǐ ☆

定位 在前臂，肘横纹下 2 寸，阳溪（LI5）与曲池（LI11）连线上

【取法】屈肘，先找到阳溪穴（LI5），再找到曲池穴（LI11），在两穴连线上，从曲池穴向下量取 2 寸处，即为手三里穴。

【功效】祛风止痉，活络止痛，理气和胃。

【主治】肘臂疼痛、上肢瘫痪麻木、腹痛、腹泻、腹胀、齿痛、失音。

【操作】直刺 0.8 ~ 1.2 寸；可灸。

11 曲池（LI11）
Qūchí 合穴 ☆

定位 在肘区，尺泽（LU5）与肱骨外上髁连线的中点处

【取法】曲肘 90 度，先找到肘横纹外侧端，再找到肱骨外上髁（即肘横纹外侧端的第一个骨性隆起），两者连线中点处，即为曲池穴。

【功效】息风止痉，消肿止痛，理气和胃，通经活络。

【主治】热病、半身不遂、风疹、手臂肿痛无力、咽喉肿痛、齿痛、目赤痛、腹痛吐泻、痢疾、高血压、瘰疬（颈部淋巴结结核）、癫狂。

【操作】直刺 1 ~ 1.5 寸；可灸。

12 肘髎（LI12）
Zhǒuliáo

定位 在肘区，肱骨外上髁上缘，髁上嵴的前缘

【取法】先找到曲池穴（LI11），再向上取 1 寸处，即为肘髎穴。

【功效】息风止痉，活络止痛。

【主治】肘臂部酸痛、麻木、挛急、嗜卧。

【操作】直刺 0.5 ~ 1 寸；可灸。

13 手五里（LI13）
Shǒuwǔlǐ

定位 在臂部，肘横纹上 3 寸处，曲池（LI11）与肩髃（LI15）连线上

【取法】先找到曲池穴（LI11），再找到肩髃穴（LI15），在曲池穴与肩髃穴连线上，从曲池向上量取 3 寸处，即为手五里穴。

【功效】息风止痉，活络止痛，消肿散结。

【主治】肘臂疼痛挛急、瘰疬（颈部淋巴结结核）。

【操作】直刺 0.8 ~ 1 寸；可灸。

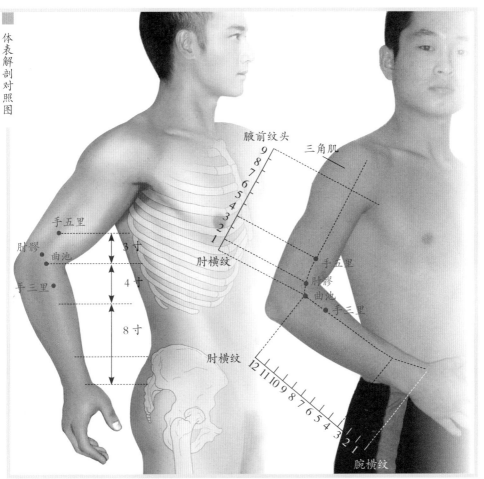

腋前纹头
三角肌
9
8
7
6
5
4
3
2
1
手五里
肘髎　曲池　3寸
手三里　4寸
8寸
肘横纹
肘横纹
手五里
肘髎
曲池
手三里
12 11 10 9 8 7 6 5 4 3 2 1
腕横纹

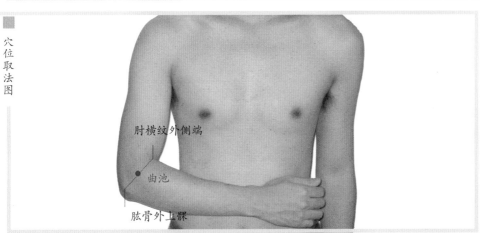

肘横纹外侧端
曲池
肱骨外上髁

14 臂臑（LI14）
Bìnào

定位 在臂部，曲池（LI11）上7寸，三角肌前缘处

【取法】先找到曲池穴（LI11），再找到肩髃穴（LI15），在曲池穴与肩髃穴连线上，从曲池向上量取7寸，三角肌下缘处，即为臂臑穴。

【功效】消肿散结，祛风止痉，活络止痛。

【主治】瘰疬（颈部淋巴结结核）、肩背疼痛、目疾、颈项拘挛。

【操作】直刺或向上斜刺0.8～1.5寸；可灸。

15 肩髃（LI15）
Jiānyú ☆

定位 在三角肌区，肩峰外侧缘前端与肱骨大结节两骨间凹陷中

【取法】手臂向外平举，肩部会有2个凹陷，前面的凹陷处，即为肩髃穴。

【功效】息风止痉，活络止痛，消肿散结。

【主治】肩臂疼痛、半身不遂、手臂挛急、瘾疹（荨麻疹）、瘰疬（颈部淋巴结结核）。

【操作】直刺或向下斜刺0.8～1.5寸；可灸。

16 巨骨（LI16）
Jùgǔ

定位 在肩胛区，锁骨肩峰端与肩胛冈之间凹陷中

【取法】先找到锁骨，沿着锁骨向外摸至肩峰端（即锁骨外侧的最高端处），再找到背部肩胛冈，锁骨肩峰端和肩胛冈之间的凹陷处，即为巨骨穴。

【功效】活络止痛，消肿散结。

【主治】肩背及上臂疼痛、伸展及抬举不便、瘰疬（颈部淋巴结结核）、瘿气（甲状腺功能亢进症等）。

【操作】直刺0.4～0.6寸，不可深刺，以免刺入胸腔造成气胸；可灸。

17 天鼎（LI17）
Tiāndǐng

定位 在颈部，横平环状软骨，胸锁乳突肌后缘

【取法】在颈外侧部，先找到扶突穴（LI18），再找到锁骨上窝中央的缺盆穴（ST12），两者连线的中点处，即为天鼎穴。

【功效】消肿散结，理气止痛。

【主治】咽喉肿痛、暴喑、气梗、梅核气、瘰疬（颈部淋巴结结核）。

【操作】直刺0.3～0.5寸；可灸。

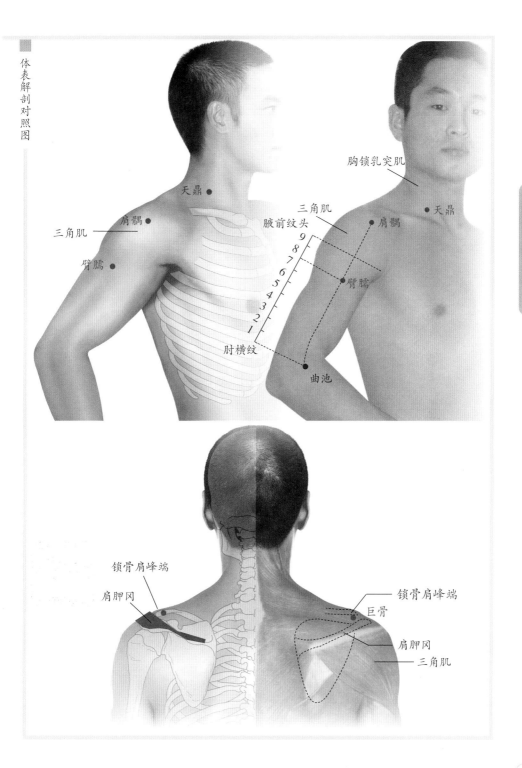

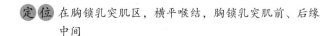

18 **扶突（LI18）**
Fútū

定位 在胸锁乳突肌区，横平喉结，胸锁乳突肌前、后缘中间

【取法】先找到喉结，再找到胸锁乳突肌，即转头时，从耳朵后面开始由外上向内下走行的肌肉，在颈部分为前后两条。平喉结，当胸锁乳突肌其前后缘之间处，即为扶突穴。

【功效】止咳平喘，消肿散结，通经活络。

【主治】咳嗽、气喘、咽喉肿痛、暴喑、瘰疬（颈部淋巴结结核）、瘿气（甲状腺功能亢进症等）。

【操作】直刺 0.5 ~ 0.8 寸；可灸。

19 **口禾髎（LI19）**Kǒuhéliáo
井穴；手足阳明经交合穴

定位 在面部，横平人中沟上 1/3 与下 2/3 交点，鼻孔外缘直下

【取法】在上唇部，鼻孔外缘直下，平人中沟上 1/3 处的水沟穴（见督脉，GV26），即为口禾髎穴。

【功效】祛风止痉，宣通鼻窍。

【主治】口喎、鼻塞不通、鼻衄（鼻出血）。

【操作】直刺 0.3 ~ 0.5 寸；不宜灸。

20 **迎香（LI20）**
Yíngxiāng ☆

定位 在面部，鼻翼外缘中点旁，鼻唇沟中

【取法】先找到鼻翼外缘中点，在双侧面颊与上唇交界处，自鼻翼外缘斜向外下方的浅沟中，即为迎香穴。

【功效】宣通鼻窍，祛风止痉，通经活络。

【主治】鼻塞不通、口喎、鼻衄（鼻出血）、面痒、鼻息肉。

【操作】直刺或向上斜刺 0.2 ~ 0.5 寸；不宜灸。

取穴图解（第三版）

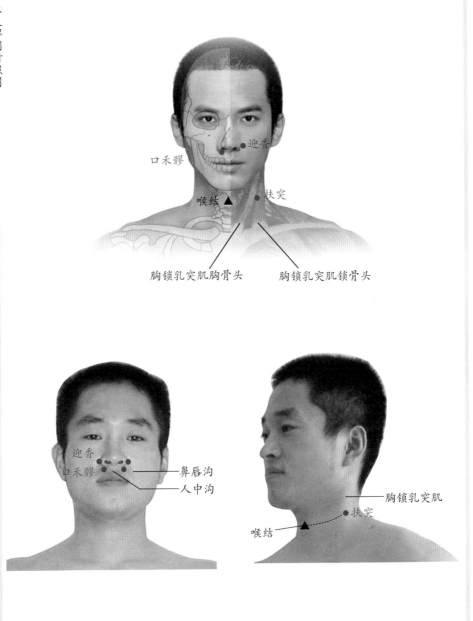

迎香

口禾髎

喉结 ▲　扶突

胸锁乳突肌胸骨头　　胸锁乳突肌锁骨头

迎香

口禾髎　　鼻唇沟

人中沟

胸锁乳突肌

喉结　▲　扶突

（一）经脉循行

1. 循行路线

起于鼻翼两侧（迎香），上行到鼻根部，与旁侧足太阳经交会，向下沿鼻的外侧（承泣），进入上齿龈内，回出环绕口唇，向下交会于颏唇沟承浆（任脉）处，再向后沿着口腮后下方，出于下颌大迎处，沿着下颌角颊车，上行耳前，经过上关（足少阳经），沿着发际，到达前额（神庭）。

面部支脉：从大迎前下走人迎，沿着喉咙，进入缺盆部，向下通过横膈，属于胃，联络脾脏。

缺盆部直行的脉：经乳头，向下挟脐旁，进入少腹两侧气冲。

胃下口部支脉：沿着腹里向下到气冲会合，再由此下行至髀关，直抵伏兔部，下至膝盖，沿着胫骨外侧前缘，下经足跗，进入第 2 足趾外侧端（厉兑）。

胫部支脉：从膝下三寸（足三里）处分出，进入足中趾外侧端。

足跗部支脉：从跗上（冲阳）分出，进足大趾内侧端（隐白），与足太阴脾经相接。

2. 联系脏器

心、脑、目、鼻、肺、喉、肾、胃。

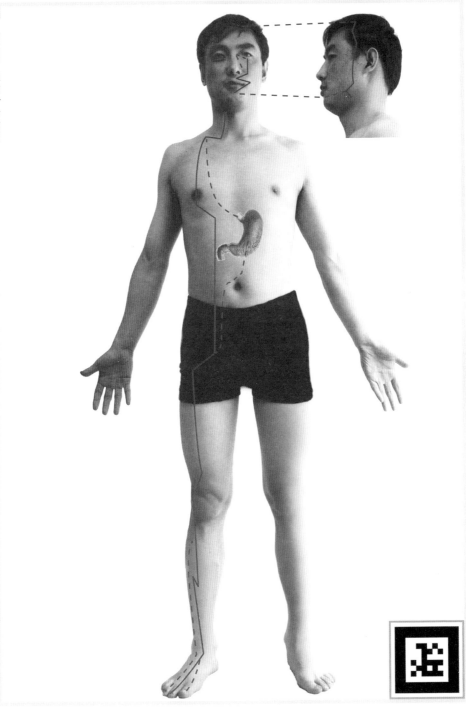

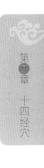

1 承泣（ST1）Chéngqì
足阳明经、阳跷脉、任脉交会穴

定位 在面部，眼球与眶下缘之间，瞳孔直下

【取法】两眼平视前方，先从瞳孔（黑睛）中心向下作垂直线，再以眼眶下缘作水平线，两线相交处，即为承泣穴。

【功效】清热解毒，通经活络。

【主治】眼睑瞤动、目赤肿痛、夜盲、口眼㖞斜、迎风流泪。

【操作】紧靠眶下缘直刺 0.3 ~ 0.7 寸；不宜灸。针刺时，应缓慢进针，不宜提插，以防刺破血管，引起眶内出血。

2 四白（ST2）
Sìbái

定位 在面部，眶下孔处

【取法】先找到承泣穴（ST1），再垂直往下摸，在面部颧骨上有一凹陷处，即为四白穴。

【功效】清热解毒，息风止痉，通经活络。

【主治】目赤痛痒、目翳、眼睑瞤动、迎风流泪、头面疼痛、口眼㖞斜。

【操作】直刺 0.2 ~ 0.4 寸；不宜灸。

3 巨髎（ST3）Jùliáo
足阳明经、阴跷脉交会穴

定位 在面部，横平鼻翼下缘，瞳孔直下

【取法】两眼平视前方，先从瞳孔（黑睛）中心向下作垂直线，再通过鼻翼下缘线作水平线，两线相交处，即为巨髎穴。

【功效】息风止痉，通经活络。

【主治】口眼㖞斜、眼睑瞤动、鼻衄（鼻出血）、齿痛、面痛。

【操作】直刺 0.3 ~ 0.6 寸；可灸。

4 地仓（ST4）
Dìcāng ☆

定位 在面部，口角旁开 0.4 寸（指寸）

【取法】两眼平视前方，先从瞳孔（黑睛）中心向下作垂直线，再从平口角处作水平线，两线相交处，即为地仓穴。

【功效】息风止痉，通经活络。

【主治】口眼㖞斜、口角瞤动、齿痛、流泪、唇缓不收。

【操作】向颊车方向平刺 0.5 ~ 1.5 寸；可灸。

取穴图解（第三版）

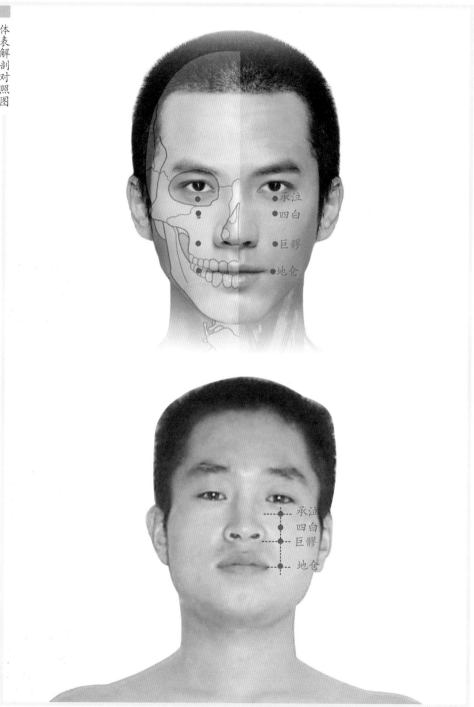

承泣
四白
巨髎
地仓

承泣
四白
巨髎
地仓

5 大迎（ST5）
Dàyíng

【定位】在面部，下颌角前方，咬肌附着部的前缘凹陷中，面动脉搏动处

【取法】用力咬牙时，由嘴角往外摸到有肌肉绷紧处，在其下方前缘找到动脉搏动处，即为大迎穴。

【功效】息风止痉，通经活络。

【主治】牙关紧闭、齿痛、口㖞、颊肿、面肿、面痛、唇吻瞤动。

【操作】直刺 0.2 ~ 0.4 寸；可灸。

6 颊车（ST6）
Jiáchē

【定位】在面部，下颌角前上方约一横指（中指）

【取法】用力咬牙时，在面颊部有一绷紧隆起的肌肉，其最高点处，按之放松，即为颊车穴。

【功效】息风止痉，通经活络。

【主治】口眼㖞斜、颊肿、齿痛、牙关紧闭、面肌痉挛。

【操作】直刺 0.3 ~ 0.5 寸，或向地仓斜刺 1 ~ 1.5 寸；可灸。

7 下关（ST7）Xiàguān
足阳明经、足少阳经交会穴☆

【定位】在面部，颧弓下缘中央与下颌切迹之间凹陷中

【取法】面部中央隆起的骨头为颧骨，从颧骨向耳朵方向触摸，就会找到颧弓。闭上嘴巴，颧弓下方出现一个空软处；张开嘴巴，能发现有个骨头移过来，该处即为下关穴。

【功效】息风止痉，通经活络。

【主治】牙关紧闭、下颌疼痛、口㖞、面痛、齿痛、耳鸣、耳聋。

【操作】直刺 0.5 ~ 1.2 寸；可灸。

8 头维（ST8）Tóuwéi 足阳明经、足少阳经、阳维脉交会穴☆

【定位】在头部，额角发际直上 0.5 寸，头正中线旁开 4.5 寸

【取法】从额角发际上 0.5 寸处作水平线，头正中线旁开 4.5 寸处作垂直线，两线相交处，即为头维穴。

【功效】明目止痛，通经活络。

【主治】头痛、目眩、迎风流泪、眼睑瞤动、视物不明、目痛。

【操作】向后平刺 0.5 ~ 1 寸；不宜灸。

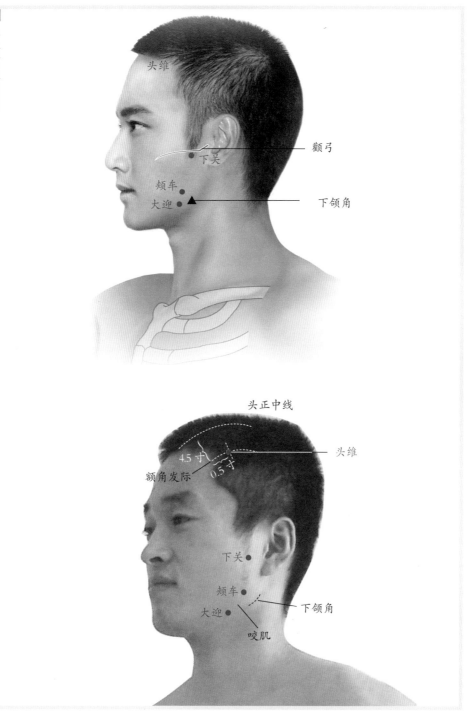

头维

颧弓

下关

颊车
大迎

下颌角

头正中线

4.5寸

0.5寸

头维

额角发际

下关

颊车

大迎

下颌角

咬肌

9　人迎（ST9）Rényíng
足阳明、足少阳经交会穴

定位 在颈部，横平喉结，胸锁乳突肌前缘，颈总动脉搏动处

【取法】在颈部喉结旁，找到动脉搏动处，在其旁边的胸锁乳突肌前缘，即为人迎穴。

【功效】清热利咽，消肿止痛，软坚散结，通经活络。

【主治】咽喉肿痛、高血压、头痛、瘰疬（颈部淋巴结结核）、饮食难下、胸满气喘。

【操作】避开颈总动脉直刺0.2～0.4寸；不宜灸。

10　水突（ST10）
Shuǐtū

定位 在颈部，横平环状软骨，胸锁乳突肌前缘

【取法】先找到人迎穴（ST9），再找到气舍穴（ST11），两穴连线的中点，即为水突穴。

【功效】止咳利咽平喘，消肿止痛，软坚散结，通经活络。

【主治】咳逆上气、喘息不得卧、咽喉肿痛、呃逆（膈肌痉挛，俗称打嗝）、瘰疬（颈部淋巴结结核）、瘿瘤（甲状腺肿瘤）。

【操作】直刺0.3～0.5寸；可灸。

11　气舍（ST11）
Qìshè

定位 在胸锁乳突肌区，锁骨上小窝，锁骨胸骨端上缘，胸锁乳突肌胸骨头与锁骨头中间的凹陷中

【取法】人迎穴（ST9）直下，锁骨上缘处，即为气舍穴。

【功效】止咳利咽平喘，消肿止痛，软坚散结，通经活络。

【主治】咽喉肿痛、喘息、呃逆、瘿气（甲状腺功能亢进症等）、瘰疬（颈部淋巴结结核）、颈项强痛。

【操作】直刺0.3～0.5寸；可灸。

12　缺盆（ST12）
Quēpén

定位 在颈外侧区，锁骨上大窝，锁骨上缘凹陷中，前正中线旁开4寸

【取法】在锁骨上方凹陷的中央，由前正中线向两旁取4寸处，即为缺盆穴。

【功效】止咳利咽平喘，消肿止痛，软坚散结，通经活络。

【主治】咳嗽气喘、咽喉肿痛、缺盆中痛、瘰疬（颈部淋巴结结核）。

【操作】直刺0.3～0.5寸；可灸。

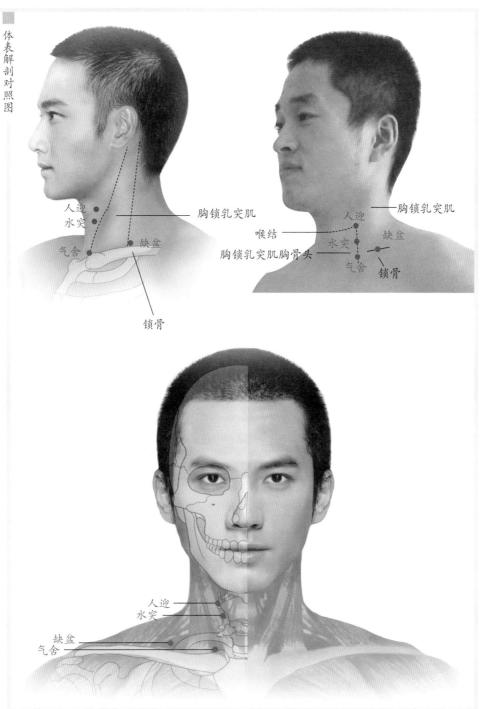

人迎
水突
气舍
缺盆
胸锁乳突肌
锁骨

人迎
喉结
水突
胸锁乳突肌胸骨头
气舍
胸锁乳突肌
缺盆
锁骨

人迎
水突
缺盆
气舍

13 **气户（ST13）** Qìhù

定位 在胸部，锁骨下缘，前正中线旁开4寸

【取法】在胸部锁骨下缘，由前正中线向两旁取4寸处，即为气户穴。

【功效】止咳平喘，降逆止痛，通经活络。

【主治】咳喘、胸痛、呃逆（膈肌痉挛，俗称打嗝）、胁肋疼痛。

【操作】沿肋间隙向外斜刺0.5～0.8寸；可灸。

14 **库房（ST14）** Kùfáng

定位 在胸部，第1肋间隙，前正中线旁开4寸

【取法】平卧，在胸部于锁骨下平胸骨角水平处，可触及的肋骨即为第2肋，其上方的间隙为第1肋间隙，在第1肋间隙，由前正中线向两旁取4寸处，即为库房穴。

【功效】止咳平喘，通经活络。

【主治】咳嗽、胸痛、胁胀、气喘。

【操作】沿肋间隙向外斜刺0.5～0.8寸；可灸。

15 **屋翳（ST15）** Wūyì

定位 在胸部，第2肋间隙，前正中线旁开4寸

【取法】先找到第2肋，再顺次往下数1个肋，即为第3肋，在两肋之间，由前正中线向两旁取4寸处，即为屋翳穴。

【功效】止咳平喘，消肿止痛，通经活络。

【主治】咳嗽、气喘、胸痛、乳痈（急性乳腺炎）、身肿、皮肤疼痛。

【操作】沿肋间隙向外斜刺0.5～0.8寸；可灸。

16 **膺窗（ST16）** Yīngchuāng

定位 在胸部，第3肋间隙，前正中线旁开4寸

【取法】先找到第2肋，再分别顺次往下数1、2个肋，即为第3肋与第4肋，在两肋之间，由前正中线向两旁取4寸处，即为膺窗穴。

【功效】止咳平喘，消肿止痛，通经活络。

【主治】咳嗽、气喘、胸痛、乳痈（急性乳腺炎）。

【操作】沿肋间隙向外斜刺0.5～0.8寸；可灸。

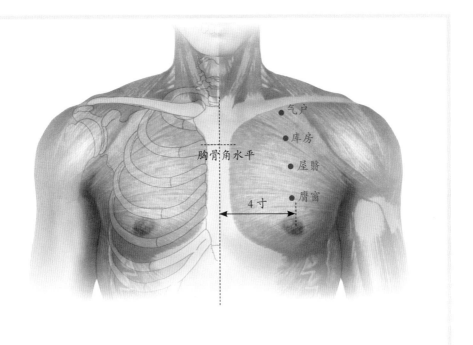

气户

库房

屋翳

膺窗

胸骨角水平

4寸

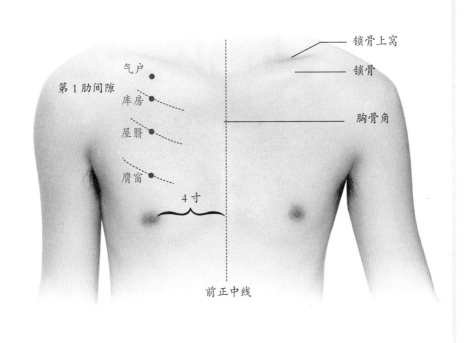

气户

第1肋间隙

库房

屋翳

膺窗

4寸

锁骨上窝

锁骨

胸骨角

前正中线

17 乳中（ST17）
Rǔzhōng
定位 在胸部，乳头中央

【取法】先找到第2肋，再分别顺次往下数2、3个肋，即为第4肋和第5肋，在两肋之间，由前正中线向两旁取4寸处，在乳头中央，即为乳中穴。

【附注】本穴不针不灸，只作胸腹部腧穴的定位标志。

18 乳根（ST18）
Rǔgēn
定位 在胸部，第5肋间隙，前正中线旁开4寸

【取法】先找到第2肋，再分别顺次往下数3、4个肋，即为第5肋和第6肋，在两肋之间，由前正中线向两旁取4寸处，或当乳头直下，乳房根部处，即为乳根穴。

【功效】解毒消肿止痛，通经下乳，止咳平喘。

【主治】乳痈（急性乳腺炎）、乳汁少、胸痛、咳嗽、呃逆（膈肌痉挛，俗称打嗝）。

【操作】沿肋间隙向外斜刺0.5～0.8寸，直刺0.4寸；可灸。

19 不容（ST19）
Bùróng
定位 在上腹部，脐中上6寸，前正中线旁开2寸

【取法】平卧，在上腹部，取肚脐中点上6寸再旁开2寸处，即为不容穴。

【功效】和胃止痛，降逆止呕，通经活络。

【主治】呕吐、胃痛、腹胀、食欲不振。

【操作】直刺0.5～0.8寸；可灸。

20 承满（ST20）
Chéngmǎn
定位 在上腹部，脐中上5寸，前正中线旁开2寸

【取法】平卧，在上腹部，取肚脐中点上5寸再旁开2寸处，即为承满穴。

【功效】和胃止痛，降逆止呕，通经活络。

【主治】胃痛、呕吐、腹胀、肠鸣、食欲不振。

【操作】直刺0.5～0.8寸；可灸。

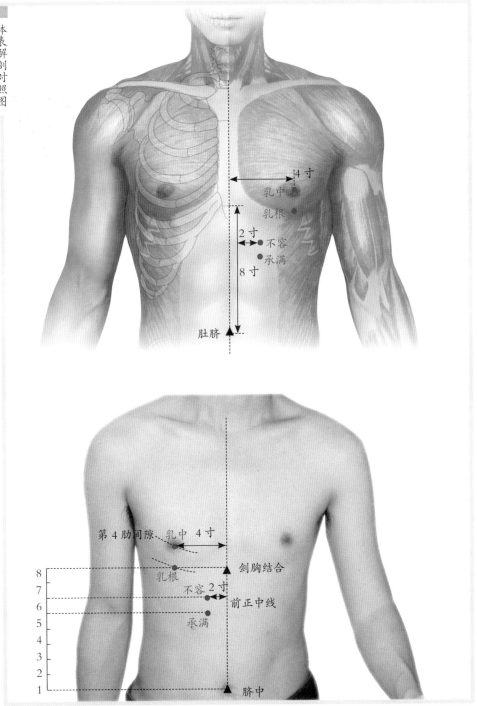

21 **梁门（ST21）**
Liángmén
定位 在上腹部，脐中上4寸，前正中线旁开2寸

【取法】平卧，在上腹部，取肚脐中点上4寸再旁开2寸处，即为梁门穴。
【功效】和胃止痛，降逆止呕，涩肠止泻，通经活络。
【主治】胃痛、呕吐、腹胀、食欲不振、大便溏薄。
【操作】直刺0.5～0.8寸；可灸。

22 **关门（ST22）**
Guānmén
定位 在上腹部，脐中上3寸，前正中线旁开2寸

【取法】平卧，在上腹部，取肚脐中点上3寸再旁开2寸处，即为关门穴。
【功效】和胃止痛，涩肠止泻，通经活络。
【主治】腹痛、腹胀、肠鸣泄泻、食欲不振、水肿。
【操作】直刺0.5～0.8寸；可灸。

23 **太乙（ST23）**
Tàiyǐ
定位 在上腹部，脐中上2寸，前正中线旁开2寸

【取法】平卧，在上腹部，取肚脐中点上2寸再旁开2寸处，即为太乙穴。
【功效】行气止痛，宁心安神，通经活络。
【主治】腹痛、腹胀、心烦、癫狂。
【操作】直刺0.5～0.8寸；可灸。

24 **滑肉门（ST24）**
Huáròumén
定位 在上腹部，脐中上1寸，前正中线旁开2寸

【取法】平卧，在上腹部，取肚脐中点上1寸再旁开2寸处，即为滑肉门穴。
【功效】平逆肝阳，和胃止呕，行气止痛，涩肠止泻。
【主治】癫狂、呕吐、腹胀、腹泻。
【操作】直刺0.8～1.2寸；可灸。

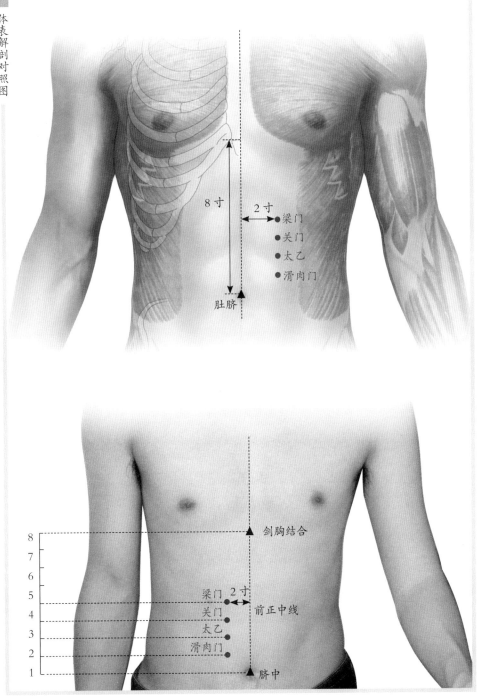

8寸

2寸

● 梁门
● 关门
● 太乙
● 滑肉门

肚脐

剑胸结合

8
7
6
5 　梁门 ● 2寸
4 　关门 ● 前正中线
3 　太乙 ●
2 　滑肉门 ●
1 脐中

25 **天枢（ST25）**
Tiānshū　大肠募穴☆

定位 在腹部，横平脐中，前正中线旁开2寸

【取法】平卧，取肚脐中点旁开2寸处，即为天枢穴。

【功效】理气健脾，清热消肿，调经止痛，通经活络。

【主治】腹痛、腹胀、肠鸣泄泻、便秘、肠痈（急慢性阑尾炎、阑尾周围脓肿等）、热病、疝气、水肿、月经不调。

【操作】直刺0.8～1.2寸；可灸。

26 **外陵（ST26）**
Wàilíng

定位 在下腹部，脐中下1寸，前正中线旁开2寸

【取法】平卧，在下腹部，取肚脐中点下1寸再旁开2寸处，即为外陵穴。

【功效】行气调经止痛，通经活络。

【主治】腹痛、疝气、痛经。

【操作】直刺1～1.5寸；可灸。

27 **大巨（ST27）**
Dàjù

定位 在下腹部，脐中下2寸，前正中线旁开2寸

【取法】平卧，在下腹部，取肚脐中点下2寸再旁开2寸处，即为大巨穴。

【功效】行气利尿，涩精止遗，涩肠止泻，宁心安神。

【主治】小腹胀满、小便不利、遗精、早泄、惊悸不眠、疝气。

【操作】直刺0.8～1.2寸；可灸。

28 **水道（ST28）**
Shuǐdào

定位 在下腹部，脐中下3寸，前正中线旁开2寸

【取法】平卧，在下腹部，取肚脐中点下3寸再旁开2寸处，即为水道穴。

【功效】行气利尿，调经止痛，通经活络。

【主治】小腹胀满、腹痛、痛经、小便不利。

【操作】直刺0.8～1.2寸；可灸。

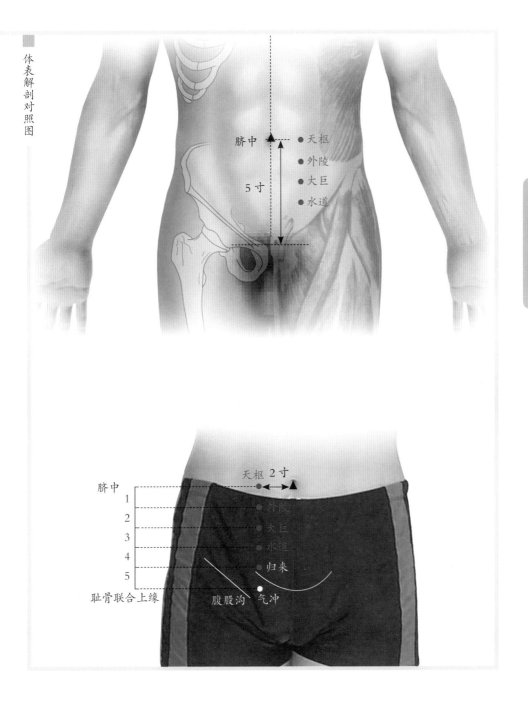

脐中

● 天枢
● 外陵
● 大巨
● 水道

5寸

天枢 2寸

脐中

1
2
3
4
5

耻骨联合上缘

外陵
大巨
水道
归来

腹股沟 气冲

29 归来（ST29）Guīlái

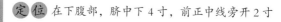 **定位** 在下腹部，脐中下4寸，前正中线旁开2寸

【取法】平卧，在下腹部，取肚脐中点下4寸再旁开2寸处，即为归来穴。

【功效】行气利尿，调经止痛，通经活络。

【主治】小腹疼痛、经闭、痛经、子宫下垂、白带、疝气、茎中痛、小便不利。

【操作】直刺0.8～1.2寸；可灸。

30 气冲（ST30）Qìchōng

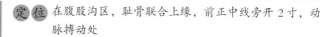 **定位** 在腹股沟区，耻骨联合上缘，前正中线旁开2寸，动脉搏动处

【取法】平卧，在下腹部腹股沟稍上方，取肚脐中点下5寸再旁开2寸处，即为气冲穴。

【功效】行气止痛，通经活络。

【主治】小腹痛、疝气、腹股沟疼痛。

【操作】直刺0.8～1.2寸；可灸。

31 髀关（ST31）Bìguān

 定位 在股前区，股直肌近端、缝匠肌与阔筋膜张肌3条肌肉之间凹陷中

【取法】约相当于髂前上棘，髌底外侧端连线与耻骨联合下缘水平线的交点处。

【功效】缓痉止痛，通经活络。

【主治】髀股（大腿）痿痹、下肢不遂、腰腿疼痛、筋急不得屈伸。

【操作】直刺0.8～1.2寸；可灸。

32 伏兔（ST32）Fútù

 定位 在股前区，髌底上6寸，髂前上棘与髌底外侧端的连线上

【取法】平卧，作髂前上棘（髂骨最前点）与髌骨底外侧端连线，从髌骨底向上量取6寸处，即为伏兔穴。

【功效】缓痉止痛，通经活络。

【主治】腿痛、下肢不遂、脚气、疝气、腹胀。

【操作】直刺1～2寸；可灸。

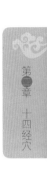

归来

气冲

髀关 耻骨联合下缘水平线

耻骨联合

缝匠肌

股直肌

髂前上棘与髌底外侧端连线

18 寸

伏兔

天枢 2寸

脐中

1 外陵

2 髂前上棘 大巨

3 水道

4

耻骨联合上缘 5 归来

18 腹股沟 气冲

16 髀关

14

12

10

8

6 伏兔

4

2

髌底

髌骨

33 阴市（ST33）
Yīnshì

定位 在股前区，髌底上 3 寸，股直肌肌腱外侧缘

【取法】伏兔穴与髌骨底外侧端连线中点。

【功效】缓痉止痛，通经活络。

【主治】膝关节痛、下肢屈伸不利、腰痛、下肢不遂、腹胀、腹痛。

【操作】直刺 1 ～ 1.5 寸；可灸。

34 梁丘（ST34）
Liángqiū 郄穴☆

定位 在股前区，髌底上 2 寸，股外侧肌与股直肌肌腱之间

【取法】令大腿肌肉绷紧，显现股直肌肌腱与股外侧肌，于两肌之间，阴市穴（ST33）直下 1 寸处取穴。

【功效】行气和胃，缓痉止痛，通经活络。

【主治】胃痛、膝关节肿痛、屈伸不利、乳痈（急性乳腺炎）。

【操作】直刺 1 ～ 1.5 寸；可灸。

35 犊鼻（ST35）
Dúbí ☆

定位 在膝前区，髌韧带外侧凹陷中

【取法】屈膝 45 度，髌骨外下方的凹陷中。

【功效】缓痉止痛，通经活络。

【主治】膝痛、关节屈伸不利、脚气。

【操作】向后内斜刺 0.8 ～ 1.5 寸；可灸。

36 足三里（ST36） Zúsānlǐ
合穴；胃下合穴☆

定位 在小腿前外侧，犊鼻（ST35）下 3 寸，犊鼻（ST35）与解溪（ST41）连线上

【取法】先找到犊鼻穴（ST35），于犊鼻穴直下 3 寸处作水平线；再找到胫骨前缘（即小腿内侧的粗大长骨），向外量取 1 寸，作垂直线，两线相交处，即为足三里穴。

【功效】和胃降逆止呕，行气止痛，涩肠止泻，息风止痉，宁心安神。

【主治】胃痛、呕吐、腹胀、肠鸣、消化不良、下肢痿痹、泄泻、痢疾、便秘、疳疾、癫狂、中风、脚气、水肿、下肢不遂、心悸、气短、虚劳羸瘦。本穴有强壮作用，为保健要穴，可调节机体免疫力，增强抗病能力，调理脾胃，补中益气，通经活络，疏风化湿，扶正祛邪。

【操作】直刺 1 ～ 2 寸；可灸。

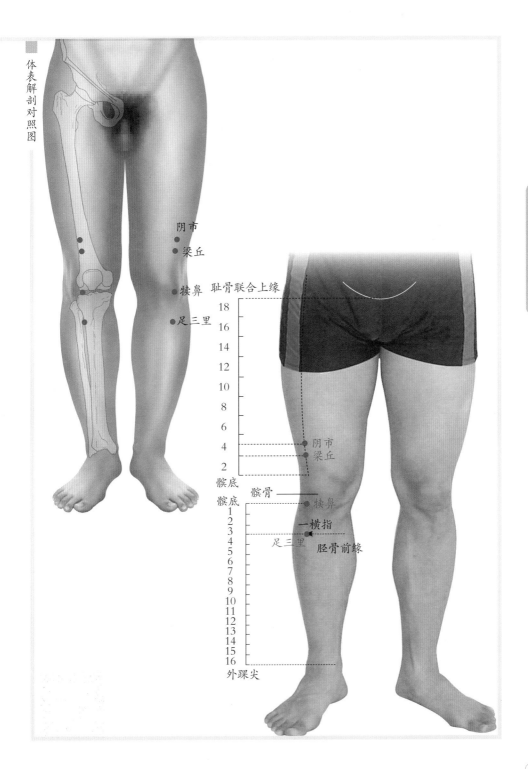

阴市

梁丘

犊鼻　耻骨联合上缘

足三里

18
16
14
12
10
8
6
4
2

阴市
梁丘

髌底

髌骨

髌底　　犊鼻

1
2　一横指
3
4
5　足三里　胫骨前缘
6
7
8
9
10
11
12
13
14
15
16

外踝尖

37 上巨虚（ST37）
Shàngjùxū 大肠下合穴

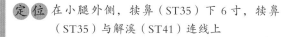 **定位** 在小腿外侧，犊鼻（ST35）下 6 寸，犊鼻（ST35）与解溪（ST41）连线上

【取法】先找到足三里穴（ST36），再向下量取 3 寸处，即为上巨虚穴。

【功效】行气止痛，息风止痉，通经活络。

【主治】腹痛、腹胀、痢疾、便秘、肠痈（急慢性阑尾炎、阑尾周围脓肿等）、中风瘫痪、脚气、下肢痿痹。

【操作】直刺 1～1.5 寸；可灸。

38 条口（ST38）
Tiáokǒu ☆

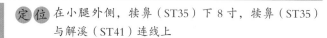 **定位** 在小腿外侧，犊鼻（ST35）下 8 寸，犊鼻（ST35）与解溪（ST41）连线上

【取法】先找到犊鼻穴（ST35），再找到解溪穴（ST41），两穴连线中点水平、胫骨前缘一横指即为条口穴。

【功效】温经通阳，活络止痛。

【主治】肩臂不得举、下肢冷痹、脘腹疼痛、跗肿（足背浮肿）、转筋（小腿抽筋）。

【操作】直刺 1～1.5 寸；可灸。

39 下巨虚（ST39）
Xiàjùxū 小肠下合穴

 定位 在小腿外侧，犊鼻（ST35）下 9 寸，犊鼻（ST35）与解溪（ST41）连线上

【取法】先找到上巨虚穴（ST37），再向下量取 3 寸处，即为下巨虚穴。

【功效】行气消肿，通经活络止痛。

【主治】小腹痛、腰脊痛引睾丸、乳痈（急性乳腺炎）、下肢痿痹、泄泻、大便脓血。

【操作】直刺 1～1.5 寸；可灸。

40 丰隆（ST40）
Fēnglóng 络穴 ☆

 定位 在小腿外侧，外踝尖上 8 寸，胫骨前缘的外侧

【取法】在小腿前外侧，先在外踝尖直上 8 寸处作水平线，再从胫骨前缘向外量取两横指处作垂直线，两线相交处即为丰隆穴。

【功效】祛痰平喘止咳，息风开窍醒神，通经活络止痛。

【主治】痰多、哮喘、咳嗽、胸痛、头痛、咽喉肿痛、便秘、癫狂、痫证、下肢痿痹、呕吐。

【操作】直刺 1～1.5 寸；可灸。

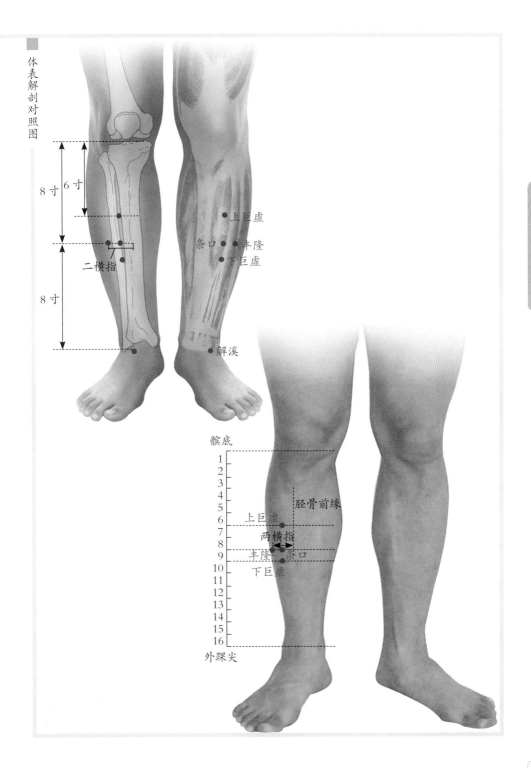

8 寸

6 寸

8 寸

二横指

上巨虚

条口 丰隆

下巨虚

解溪

髌底

1
2
3
4
5
6
7
8
9
10
11
12
13
14
15
16

外踝尖

上巨虚

胫骨前缘

两横指

丰隆 条口

下巨虚

| 41 | 解溪（ST41）Jiěxī 经穴 | 定位 在踝部，踝关节前面中央凹陷中，当拇长伸肌腱与趾长伸肌腱之间 |

【取法】在踝关节上，足背与小腿交界处的横纹中央凹陷处，足背两条肌腱之间，即为解溪穴。

【功效】平肝潜阳，行气止痛，通经活络。

【主治】头痛、眩晕、癫狂、腹胀、便秘、下肢痿痹、目赤、胃热谵语。

【操作】直刺 0.5 ~ 1 寸；可灸。

| 42 | 冲阳（ST42）Chōngyáng 原穴 | 定位 在足背，第 2 跖骨基底部与中间楔状骨关节处，可触及足背动脉 |

【取法】在足背最高处，两条肌腱之间，可以触摸到足背动脉搏动处，即为冲阳穴。

【功效】理气和胃，消肿止痛，通经活络。

【主治】胃痛、腹胀、口眼㖞斜、面肿齿痛、足痿无力、脚背红肿。

【操作】避开动脉，直刺 0.3 ~ 0.5 寸；可灸。

| 43 | 陷谷（ST43）Xiàngǔ 输穴 | 定位 在足背，当第 2、3 跖骨间，第 2 跖趾关节近端凹陷中 |

【取法】在足背，连接脚趾的骨头叫跖骨，第 2、3 跖骨结合部前方凹陷处，即为陷谷穴。

【功效】消肿止痛，涩肠止泻。

【主治】面目浮肿、肠鸣腹泻、足背肿痛、热病、目赤肿痛。

【操作】直刺 0.3 ~ 0.5 寸；可灸。

| 44 | 内庭（ST44）Nèitíng 荥穴☆ | 定位 在足背，第 2、3 趾间，趾蹼缘后方赤白肉际处 |

【取法】在足背，位于第 2、3 趾间，皮肤颜色深浅交界处，即为内庭穴。

【功效】清热止血，消肿止痛，理气和胃。

【主治】齿痛、口㖞、喉痹、鼻衄（鼻出血）、腹痛、腹胀、痢疾、泄泻、足背肿痛、热病、胃痛吐酸。

【操作】直刺 0.3 ~ 0.5 寸；可灸。

| 45 | 厉兑（ST45）Lìduì 井穴 | 定位 在足趾，第 2 趾末节外侧，趾甲根角侧后方 0.1 寸（指寸） |

【取法】先确定第 2 趾末节外侧，在趾甲角旁开 0.1 寸处，即为厉兑穴。

【功效】清热消肿止血，理气和胃，宁心安神。

【主治】面肿、齿痛、口㖞、鼻衄（鼻出血）、胸腹胀满、热病、多梦、癫狂。

【操作】浅刺 0.1 寸。

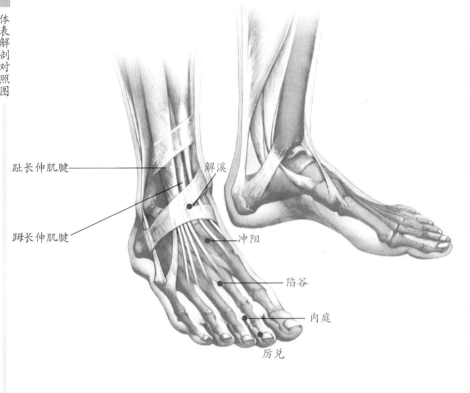

趾长伸肌腱

解溪

蹈长伸肌腱

冲阳

陷谷

内庭

厉兑

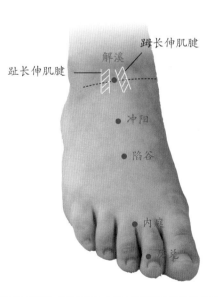

蹈长伸肌腱

解溪

趾长伸肌腱

冲阳

陷谷

内庭

厉兑

（一）　经脉循行

1. 循行路线

　　起于足大趾末端（隐白），沿着大趾内侧赤白肉际，经过大趾本节后的第一跖趾关节后面，上行至内踝前面，再上小腿，沿着胫骨后面，交出足厥阴经的前面，经膝股部内侧前缘，进入腹部，属于脾脏，联络胃，通过横膈上行，挟咽部两旁，连系舌根，分散于舌下。

　　胃部支脉：向上通过横膈，流注于心中，与手少阴心经相接。

2. 联系脏器

　　脾、胃、大肠、肺、肾、心。

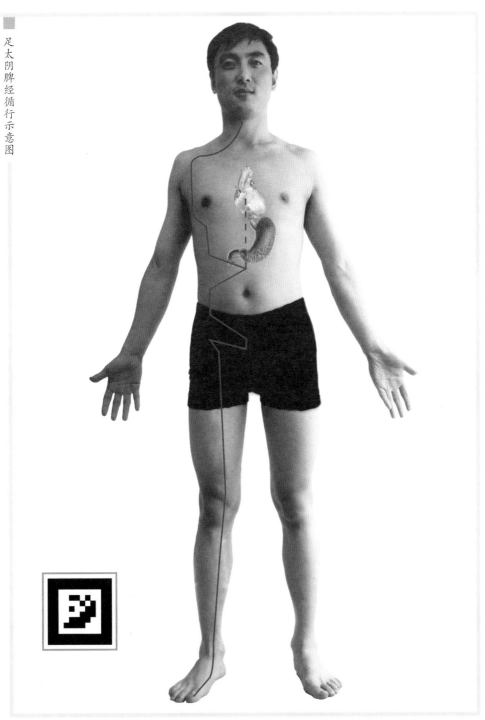

（二）所属腧穴

1 隐白（SP1）
Yǐnbái　井穴

定位 在足趾，大趾末节内侧，趾甲根角侧后方 0.1 寸（指寸）

【取法】先确定足大趾末节内侧，在趾甲角旁开 0.1 寸处，即为隐白穴。

【功效】行气止痛，调经止血，宁心定痉，通经活络。

【主治】腹胀、便血、尿血、崩漏、月经过多、癫狂、多梦、惊风、昏厥、胸痛。

【操作】浅刺 0.1 寸，或用三棱针点刺出血；可灸。

2 大都（SP2）
Dàdū　荥穴

定位 在足趾，第 1 跖趾关节远端赤白肉际凹陷中

【取法】先找到足大趾与足部相连接的关节，在其远端下方，皮肤颜色深浅交界处的凹陷中，即为大都穴。

【功效】理气和胃，行气止痛，宁心安神。

【主治】腹胀、胃痛、消化不良、泄泻、便秘、热病无汗、体重肢肿、心痛、心烦。

【操作】直刺 0.3 ~ 0.5 寸；可灸。

3 太白（SP3）
Tàibái　输穴；原穴

定位 在跖区，第 1 跖趾关节近端赤白肉际凹陷中

【取法】先找到足大趾与足部相连接的关节，在其近端下方，皮肤颜色深浅交界处的凹陷中，即为太白穴。

【功效】理气和胃，行气止痛，通经活络。

【主治】胃痛、腹胀、腹痛、肠鸣、呕吐、泄泻、痢疾、便秘、痔疾、脚气、体重节痛。

【操作】直刺 0.8 ~ 1 寸；可灸。

4 公孙（SP4）Gōngsūn
络穴；八脉交会穴，通于冲脉☆

定位 在跖区，第 1 跖骨底的前下缘赤白肉际处

【取法】足大趾向上翘，在足内侧缘足弓最凹处，即为公孙穴。

【功效】理气和胃，行气止呕，涩肠止泻，宁心安神。

【主治】胃痛、呕吐、饮食不化、肠鸣腹胀、腹痛、泄泻、痢疾、心烦失眠、水肿、发狂妄言、嗜卧、脚气。

【操作】直刺 0.5 ~ 1 寸，可灸。

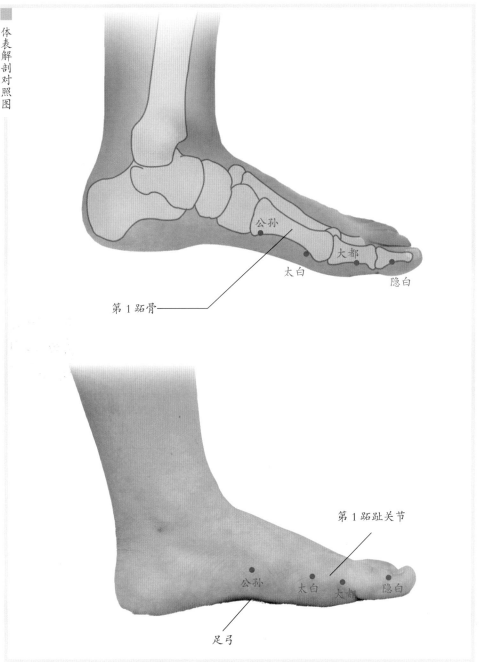

公孙

大都

太白

隐白

第 1 跖骨

第 1 跖趾关节

公孙

太白

大都

隐白

足弓

5 商丘（SP5）Shāngqiū 经穴

定位 在踝区，内踝前下方，舟骨粗隆与内踝尖连线中点凹陷中

【取法】 先找到内踝，在其前下方可触摸到一明显的骨性标志，即足舟骨粗隆，在二者连线的中点处，即为商丘穴。

【功效】 理气和胃止痛，利胆退黄，宁心安神。

【主治】 腹胀、肠鸣、泄泻、便秘、食不化、黄疸、怠惰嗜卧、癫狂、小儿癫痫、咳嗽、足踝痛、痔疾。

【操作】 直刺 0.5～0.8 寸；可灸。

6 三阴交（SP6）Sānyīnjiāo 肝、脾、肾三经交会穴☆

定位 在小腿内侧，内踝尖上 3 寸，胫骨内侧缘后际

【取法】 在小腿内侧，找到足内踝尖，即内侧踝关节隆起的最高点，向上量取 3 寸处，作水平线；再找到胫骨的内侧后缘，做垂直线，两线相交处，即为三阴交穴。

【功效】 行气和胃，调经止痛，涩精止遗，利水消肿，宁心安神，通经活络。

【主治】 肠鸣泄泻、腹胀、食不化、月经不调、崩漏、赤白带下、阴挺、经闭、痛经、难产、产后血晕、恶露不尽、遗精、阳痿、早泄、阴茎痛、疝气、水肿、小便不利、遗尿、足痿痹痛、脚气、失眠、湿疹、瘾疹（荨麻疹）、高血压、神经性皮炎、不孕。

【操作】 直刺 1～1.5 寸；可灸。孕妇不宜针。

7 漏谷（SP7）Lòugǔ

定位 在小腿内侧，内踝尖上 6 寸，胫骨内侧缘后际

【取法】 在小腿内侧，先找到足内踝尖，即内侧踝关节隆起的最高点，再找到阴陵泉穴（SP9），在两者之间的连线上，由足内踝尖向上量取 6 寸处，即为漏谷穴。

【功效】 行气止痛，利尿止遗，通经活络。

【主治】 腹胀、肠鸣、腰膝厥冷、小便不利、遗精、下肢痿痹。

【操作】 直刺 1～1.5 寸；可灸。

8 地机（SP8）Dìjī 郄穴☆

定位 在小腿内侧，阴陵泉（SP9）下 3 寸，胫骨内侧缘后际

【取法】 在小腿内侧，先找到足内踝尖，即内侧踝关节隆起的最高点，再找到阴陵泉穴（SP9），在两者之间的连线上，由阴陵泉穴向下量取 3 寸处，即为地机穴。

【功效】 行气和胃，利水消肿，调经止遗，通经活络。

【主治】 腹痛、泄泻、小便不利、水肿、月经不调、遗精、腰痛不可俯仰、食欲不振。

【操作】 直刺 1～1.5 寸；可灸。

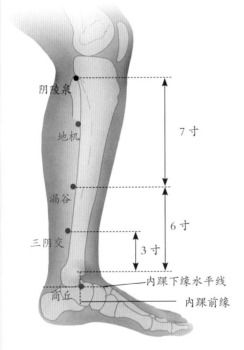

阴陵泉

地机

漏谷

三阴交

商丘

7寸

6寸

3寸

内踝下缘水平线

内踝前缘

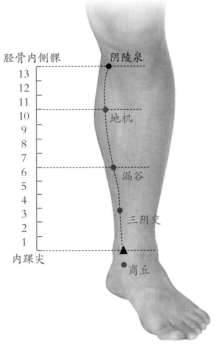

胫骨内侧髁

阴陵泉

13
12
11
10
9
8
7
6
5
4
3
2
1

地机

漏谷

三阴交

商丘

内踝尖

9 **阴陵泉（SP9）** **定位** 在小腿内侧，胫骨内侧髁下缘与胫骨内侧缘
Yīnlíngquán 合穴☆ 　之间的凹陷中

【取法】用拇指沿胫骨内缘由下往上推，至拇指抵膝关节
下时，胫骨向内上弯曲的凹陷中即是本穴。

【功效】行气止痛，利水消肿，涩精止遗，利胆退黄，通
经活络。

【主治】腹胀、水肿、小便不利或失禁、阴茎痛、妇人阴痛、遗精、膝痛、黄疸。

【操作】直刺 1～2 寸；可灸。

10 **血海（SP10）** **定位** 在股前区，髌底内侧端上 2 寸，股内侧肌隆起处
Xuèhǎi

【取法】另找一人，身高、体重与被取穴者相仿，以其左
手掌心按于被取穴者右膝盖髌骨中点，五指分开，
自然落下，拇指尖下就是血海穴。左侧血海则要
右手来取，方法相同。

【功效】调经止痛，通利小便，和血调营，通经活络。

【主治】月经不调、痛经、经闭、崩漏、瘾疹（荨麻疹）、皮肤瘙痒、丹毒（皮
肤及其网状淋巴管的急性炎症）、小便淋漓、股内侧痛。

【操作】直刺 1～1.2 寸；可灸。

11 **箕门（SP11）** **定位** 在股前区，髌底内侧端与冲门（SP12）的连线上 1/3
Jīmén 　与下 2/3 交点，长收肌和缝匠肌交角的动脉搏动处

【取法】在大腿内侧，先取冲门穴（SP12），在髌底内侧端与冲门穴连线
的上 1/3 与下 2/3 交点处。

【功效】通利小便，消肿止痛。

【主治】小便不利、五淋（石淋、气淋、膏淋、劳淋、热淋）、遗溺、腹
股沟肿痛。

【操作】直刺 0.5～1 寸；不宜灸。针刺时必须避开动脉。

12 **冲门（SP12）Chōngmén** **定位** 在腹股沟区，腹股沟斜纹中，髂外动脉
足太阴经、足厥阴经交会穴 　搏动处的外侧

【取法】横平曲骨穴（CV2），府舍穴（SP13）稍内下方。

【功效】行气，调经，止痛。

【主治】腹痛、疝气、痔疾、崩漏、带下。

【操作】直刺 0.5～1 寸；可灸。

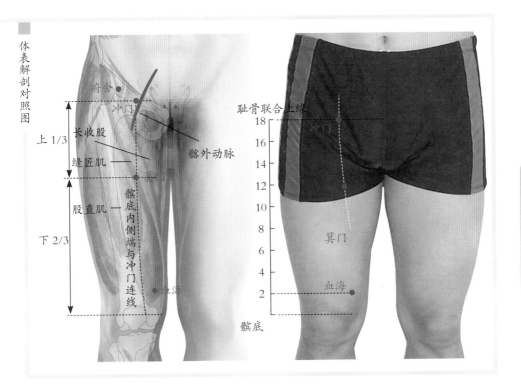

府舍
冲门
长收股
上 1/3
缝匠肌
股直肌
下 2/3
髌底内侧端与冲门连线
血海
髂外动脉
髌底

耻骨联合上缘
18
16
14
12
10
8
6
4
2
冲门
箕门
血海

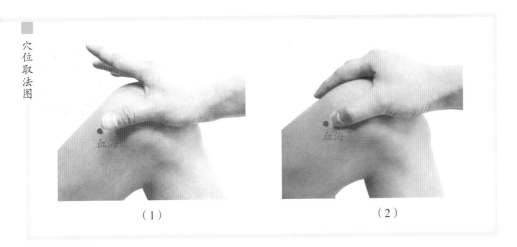

血海

血海

（1）

（2）

13 **府舍（SP13）** Fǔshè　足太
阴经、足厥阴经、阴维脉交会穴　定位在下腹部，脐中下 4.3 寸，前正中线
旁开 4 寸

【**取法**】平卧，在肚脐中央下 4 寸，再旁开 4 寸处（乳头与前正中线的距
　　　　离为 4 寸），也就是冲门穴上 0.7 寸处，即为府舍穴。

【**功效**】行气止痛，消肿散结。

【**主治**】腹痛、疝气、积聚。

【**操作**】直刺 0.8 ～ 1.2 寸；可灸。

14 **腹结（SP14）**
Fùjié　定位在下腹部，脐中下 1.3 寸，前正中线旁开 4 寸

【**取法**】平卧，在肚脐中央下 1.3 寸，再旁开 4 寸处，即为腹结穴。

【**功效**】行气和胃止痛。

【**主治**】腹痛、腹泻、大便秘结。

【**操作**】直刺 1 ～ 1.5 寸；可灸。

15 **大横（SP15）** Dàhéng
足太阴经、阴维脉交会穴　定位在腹部，脐中旁开 4 寸

【**取法**】平卧，在肚脐中央旁开 4 寸处，即为大横穴。

【**功效**】行气和胃止痛。

【**主治**】腹痛、腹泻、大便秘结。

【**操作**】直刺 1 ～ 1.5 寸；可灸。

16 **腹哀（SP16）**
Fù'āi　定位在上腹部，脐中上 3 寸，前正中线旁开 4 寸

【**取法**】平卧，在肚脐中央上 3 寸，再旁开 4 寸处（乳头与前正中线的距
　　　　离为 4 寸），即为腹哀穴。

【**功效**】行气和胃止痛。

【**主治**】腹痛、泄泻、痢疾、便秘、消化不良。

【**操作**】直刺 1 ～ 1.5 寸；可灸。

取穴图解（第三版）

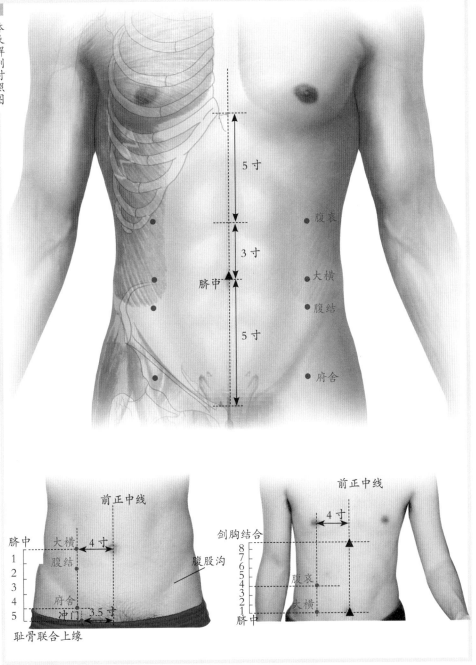

5寸

3寸

脐中

5寸

腹哀

大横

腹结

府舍

前正中线

脐中
1
2
3
4
5
耻骨联合上缘

大横
腹结
府舍
冲门

4寸

3.5寸

腹股沟

前正中线

剑胸结合

8
7
6
5
4
3
2
1
脐中

4寸

腹哀

大横

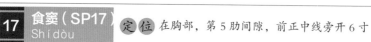

17 **食窦**（SP17）
Shí dòu

定位 在胸部，第5肋间隙，前正中线旁开6寸

【**取法**】平卧，先在乳头水平处找到第4肋间隙，往下数1个肋间隙即是第5肋间隙，再从前正中线旁开6寸处（乳头与前正中线的距离为4寸），即为食窦穴。

【**功效**】行气止痛，降逆和胃，利水消肿。

【**主治**】胸胁胀痛、嗳气、反胃、腹胀、水肿。

【**操作**】斜刺或向外平刺0.5~0.9寸；可灸。内有肺脏，不可深刺。

18 **天溪**（SP18）
Tiān xī

定位 在胸部，第4肋间隙，前正中线旁开6寸

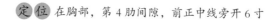

【**取法**】先在乳头水平处找到第4肋间隙，再从前正中线旁开6寸处（乳头与前正中线的距离为4寸），即为天溪穴。

【**功效**】止咳平喘，消肿止痛，通经下乳。

【**主治**】胸痛、咳嗽、乳痈（急性乳腺炎）、乳汁少。

【**操作**】斜刺或向外平刺0.5~0.8寸；可灸。内有肺脏，不可深刺。

19 **胸乡**（SP19）
Xiōngxiāng

定位 在胸部，第3肋间隙，前正中线旁开6寸

【**取法**】先在乳头水平处找到第4肋间隙，往上数1个肋间隙即是第3肋间隙，再从前正中线旁开6寸处（乳头与前正中线的距离为4寸），即为胸乡穴。

【**功效**】宽胸行气止痛。

【**主治**】胸胁胀痛。

【**操作**】斜刺或向外平刺0.5~0.8寸；可灸。内有肺脏，不可深刺。

20 **周荣**（SP20）
Zhōuróng

定位 在胸部，第2肋间隙，前正中线旁开6寸

【**取法**】先在胸骨角水平处找到第2肋，其下方即是第2肋间隙，再从前正中线旁开6寸处（乳头与前正中线的距离为4寸），即为周荣穴。

【**功效**】宽胸行气止痛，止咳平喘，通经活络。

【**主治**】胸胁胀痛、咳嗽、气喘、胁痛。

【**操作**】斜刺或向外平刺0.5~0.8寸；可灸。内有肺脏，不可深刺。

21 **大包（SP21）**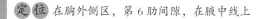
Dàbāo 脾之大络

定位 在胸外侧区，第 6 肋间隙，在腋中线上

【取法】 先在乳头水平处找到第 4 肋间隙，往下数 2 个肋间隙即是第 6 肋间隙，作水平线；再找到侧胸部腋中线，作垂直线，两线相交处，即为大包穴。

【功效】 宽胸行气止痛，止咳平喘，通经活络。

【主治】 胸胁胀满、咳嗽、气喘、胁肋痛、全身疼痛、四肢无力。

【操作】 斜刺或向后平刺 0.5~0.8 寸；可灸。内有肺脏，不可深刺。

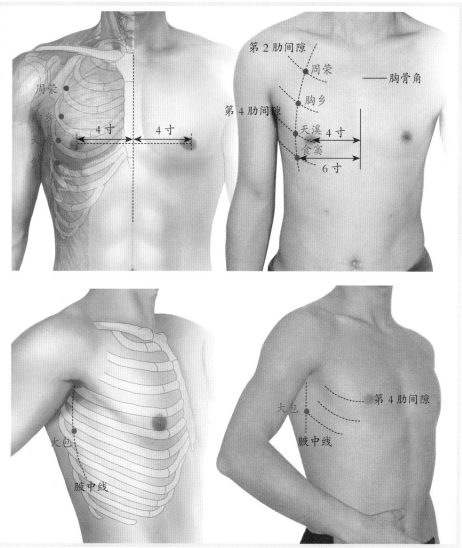

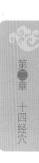

（一）经脉循行

1. 循行路线

　　起于心中，出属"心系"（心与其他脏器相联系的部位），通过横膈，联络小肠。

　　"心系"向上的支脉：挟着咽喉上行，连系于"目系"（眼球联系于脑的部位）。

　　"心系"直行的脉：上行于肺部，再向下出于腋窝部（极泉），沿着上臂内侧后缘，行于手太阴经和手厥阴经后面，到达肘窝，沿前臂内侧后缘，到掌后豌豆骨部进入掌内，沿小指桡侧至末端（少冲），与手太阳小肠经相接。

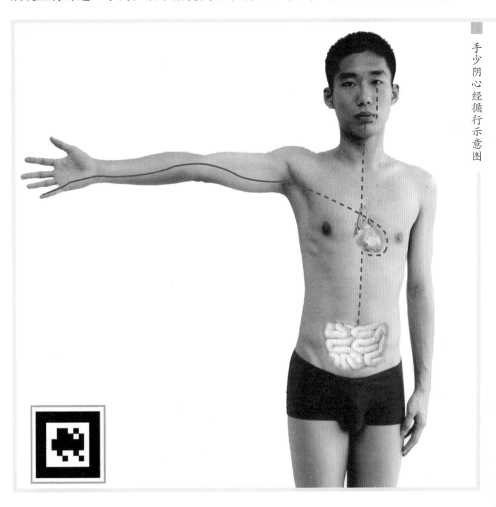

手少阴心经循行示意图

2. 联系脏器

心、肝、胆、脾、肾。

（二）所属腧穴

1 极泉（HT1）
Jí quán

定位 在腋区，腋窝中央，腋动脉搏动处

【取法】手上举，在腋窝中央最凹处，可以摸到腋动脉搏动，即为极泉穴。

【功效】理气止痛，消肿散结，通经活络。

【主治】上肢不遂、心痛、胸闷、胁肋胀痛、瘰疬（颈部淋巴结结核）、肩臂疼痛、咽干烦渴。

【操作】避开腋动脉，直刺或斜刺 0.5~1 寸；不灸。

体表解剖对照图

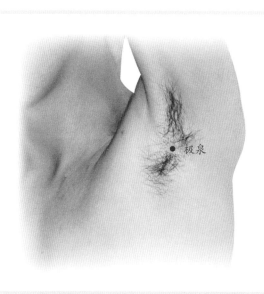

● 极泉

2　青灵（HT2）
Qīnglíng

定位 在臂前区，肘横纹上 3 寸，肱二头肌的内侧沟中

【取法】少海穴向上量取 3 寸（四横指），于肱二头肌的内侧沟中，即为青灵穴。

【功效】利胆退黄，理气止痛，通经活络。

【主治】目黄、头痛、振寒、胁痛、肩臂痛。

【操作】直刺 0.5~1 寸；可灸。

3　少海（HT3）
Shàohǎi　合穴

定位 在肘前区，横平肘横纹，肱骨内上髁前缘

【取法】屈肘，在肘部内侧找到肘横纹内侧末端，再沿着横纹向外摸到一个突起的骨头，即是肱骨内上髁，两者连线之中点处，即为少海穴。

【功效】理气止痛，消肿散结，通经活络。

【主治】心痛、臂麻酸痛、手颤、健忘、暴喑、肘臂伸屈不利、瘰疬（颈部淋巴结结核）、腋胁痛。

【操作】直刺 0.5~1 寸；可灸。

4　灵道（HT4）
Língdào　经穴

定位 在前臂前区，腕掌侧远端横纹上 1.5 寸，尺侧腕屈肌腱的桡侧缘

【取法】先找到神门穴（HT7），再向上量取 1.5 寸处，即为灵道穴。

【功效】活络止痛，祛风止痉，宁心安神。

【主治】心痛、心悸怔忡、暴喑、舌强不语、头晕目眩、肘臂挛痛。

【操作】直刺 0.2~0.5 寸；可灸。

5　通里（HT5）
Tōnglǐ　络穴☆

定位 在前臂前区，腕掌侧远端横纹上 1 寸，尺侧腕屈肌腱的桡侧缘

【取法】先找到神门穴（HT7），再向上量取 1 寸处，即为通里穴。

【功效】活络止痛，祛风止痉，宁心安神。

【主治】暴喑、舌强不语、心悸怔忡、腕臂痛。

【操作】直刺 0.2~0.5 寸；可灸。

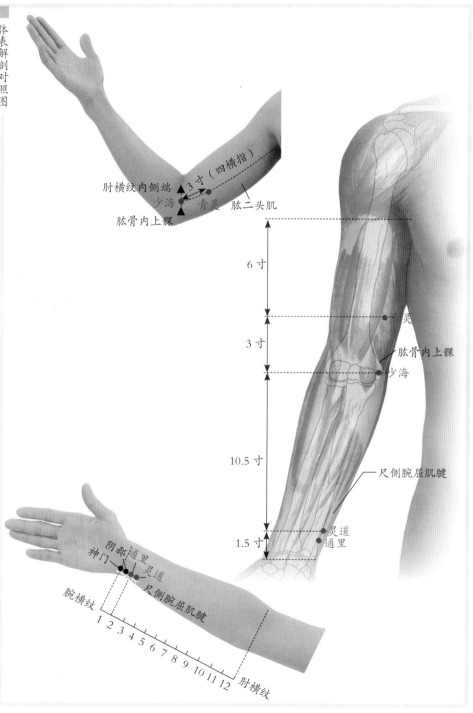

肘横纹内侧端
少海
胘骨内上髁
3寸（四横指）
青灵
肱二头肌

6寸

3寸

灵

胘骨内上髁

少海

10.5寸

尺侧腕屈肌腱

灵道
通里

1.5寸

阴郗 通里 灵道
神门
尺侧腕屈肌腱
腕横纹
1 2 3 4 5 6 7 8 9 10 11 12
肘横纹

6　阴郄（HT6）
Yīnxì　郄穴

定位 在前臂前区，腕掌侧远端横纹上 0.5 寸，尺侧腕屈肌腱的桡侧缘

【**取法**】先找到神门穴（HT7），再向上量取 0.5 寸处，即为阴郄穴。

【**功效**】宁心安神，清热止血，通经活络。

【**主治**】心痛、惊恐、心悸、吐血、衄血、失语、骨蒸盗汗。

【**操作**】直刺 0.2~0.5 寸；可灸。

7　神门（HT7）
Shénmén　输穴；原穴☆

定位 在腕前区，腕掌侧远端横纹尺侧端，尺侧腕屈肌腱的桡侧缘

【**取法**】于豌豆骨上缘桡侧凹陷中、腕掌侧远端横纹上取穴。

【**功效**】宁心安神，理气止痛，镇肝息风，降逆止血，利胆退黄。

【**主治**】心痛、心烦、健忘失眠、惊悸怔忡、痴呆、癫狂痫证、目黄胁痛、掌中热、呕血、吐血、头痛、眩晕、失音。

【**操作**】直刺 0.2~0.5 寸；可灸。

8　少府（HT8）
Shàofǔ　荥穴

定位 在手掌，横平第 5 掌指关节近端，第 4、5 掌骨之间

【**取法**】自然握拳，小指尖所指处，位于第 4、5 掌骨之间，即为少府穴。

【**功效**】宁心安神，息风止痉，行气利尿，活络止痛。

【**主治**】心悸、胸痛、小便不利、遗尿、阴痒、阴痛、手小指拘急、掌中热、善惊。

【**操作**】直刺 0.3~0.5 寸。

9　少冲（HT9）
Shàochōng　井穴

定位 在手指，小指末节桡侧，指甲根角侧上方 0.1 寸（指寸）

【**取法**】小指伸直，先确定靠近环指（无名指）侧的指甲角，再旁开 0.1 寸处，即为少冲穴。

【**功效**】宁心安神，醒脑开窍，祛风止痉，活络止痛。

【**主治**】心悸、心痛、癫狂、热病、中风昏迷、臂内后廉痛。

【**操作**】浅刺 0.1 寸，或点刺出血；可灸。

体表解剖对照图

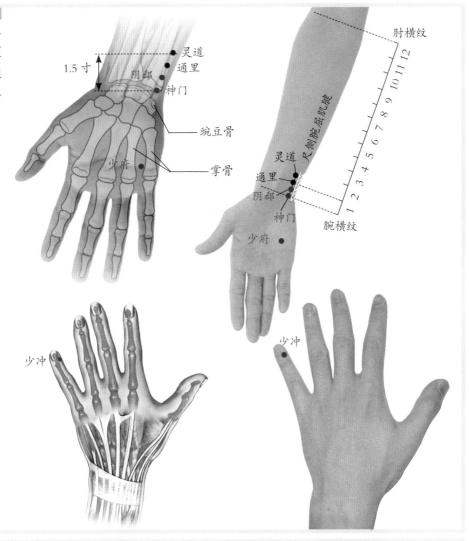

灵道
通里
阴郄
1.5寸
神门
豌豆骨
掌骨
少府

肘横纹
尺侧腕屈肌腱
12
11
10
9
8
7
6
5
4
3
2
1

灵道
通里
阴郄
神门
腕横纹
少府

少冲
少冲

穴位取法图

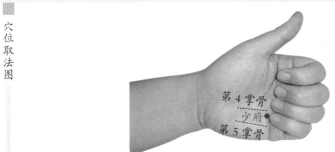

第4掌骨
少府
第5掌骨

（一）经脉循行

1. 循行路线

起于手小指外侧端（少泽），沿手背外侧至腕部，出于尺骨茎突，直上沿前臂外侧后缘，经尺骨鹰嘴和肱骨内上髁之间，沿上臂外侧后缘，出于肩关节，绕行肩胛部，交会于大椎（督脉），向下进入缺盆部，联络心脏，沿着食道，通过横膈，到达胃部，属于小肠。

缺盆部支脉：沿着颈部，上达面颊，至目外眦，转入耳中（听宫）。

颊部支脉：上行目眶下，抵于鼻旁，至目内眦（睛明），与足太阳膀胱经相接，而又斜行络于颧骨部。

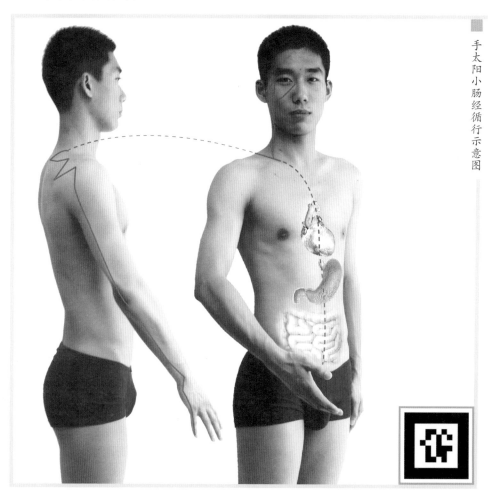

手太阳小肠经循行示意图

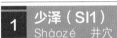

2. 联系脏器

小肠、心、胃、咽、目、耳、鼻。

（二）所属腧穴

1 **少泽（SI1）**
Shàozé 井穴

定位 在手指，小指末节尺侧，指甲根角侧上方 0.1 寸（指寸）

【取法】小指伸直，先确定远离环指侧的指甲角，再旁开 0.1 寸处，即为
少泽穴。

【功效】清热消肿，明目退翳，醒脑开窍，活络止痛。

【主治】头痛、目翳、咽喉肿痛、乳痈（急性乳腺炎）、乳汁少、昏迷、热病、
耳鸣、耳聋、肩臂外后侧疼痛。

【操作】直刺 0.2~0.4 寸；可灸。

体表解剖对照图

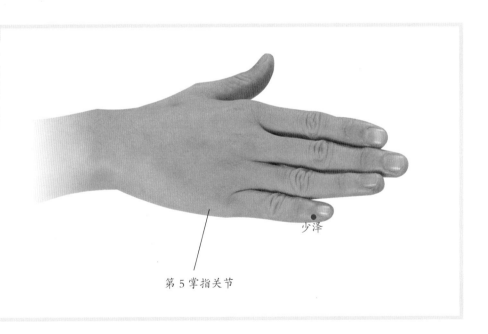

少泽

第 5 掌指关节

2 前谷（SI2） Qiángǔ 荥穴 **定位** 在手指，第5掌指关节尺侧远端赤白肉际凹陷中

【取法】半握拳，第5掌指横纹尺侧端。

【功效】清热消肿，定痫止痉，活络止痛。

【主治】热病汗不出、疟疾、癫狂、痫证、耳鸣、头痛、目痛、咽喉肿痛、乳少。

【操作】直刺0.2~0.3寸；可灸。

3 后溪（SI3） Hòuxī 输穴；八脉交会穴，通于督脉☆ **定位** 在手内侧，第5掌指关节尺侧近端赤白肉际凹陷中

【取法】半握拳，掌远侧横纹头（尺侧）赤白肉际处。

【功效】祛风止痉，清热消肿，镇肝息风，活络止痛。

【主治】头项强痛、耳聋、热病、疟疾、癫狂、痫证、盗汗、目眩、目赤、咽喉肿痛。

【操作】直刺0.5~1寸；可灸。

4 腕骨（SI4） Wàngǔ 原穴 **定位** 在腕区，第5掌骨底与三角骨之间的赤白肉际凹陷中

【取法】由后溪（SI3）向上沿掌骨直推至一突起骨，于两骨之间凹陷中取穴。

【功效】祛风止痉，明目退翳，理气止痛，通经活络。

【主治】头痛、项强、耳鸣耳聋、目翳、指挛臂痛、热病汗不出、疟疾、胁痛。

【操作】直刺0.3~0.5寸；可灸。

5 阳谷（SI5） Yánggǔ 经穴 **定位** 在腕后区，尺骨茎突与三角骨之间的凹陷中

【取法】在手腕小指侧，腕背横纹上，活动手掌，会感觉到连接前臂的不动的骨头和连接手掌活动的骨头，即是尺骨茎突远端尺侧和三角骨，在这两个骨头之间的凹陷处，即为阳谷穴。

【功效】镇肝息风，平肝潜阳，活络止痛。

【主治】头痛、目眩、耳鸣、耳聋、热病、癫狂痫、腕痛。

【操作】直刺或斜刺0.5~0.8寸；可灸。

体表解剖对照图

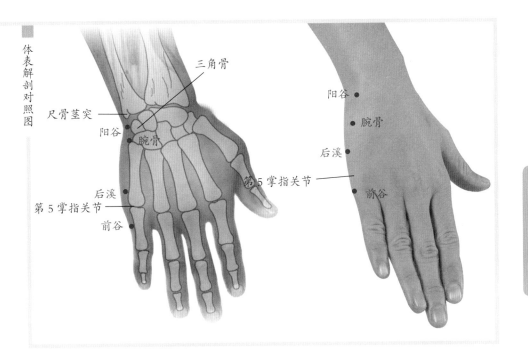

三角骨
尺骨茎突
阳谷
腕骨
后溪
第 5 掌指关节
前谷

阳谷
腕骨
后溪
前谷
第 5 掌指关节

穴位取法图

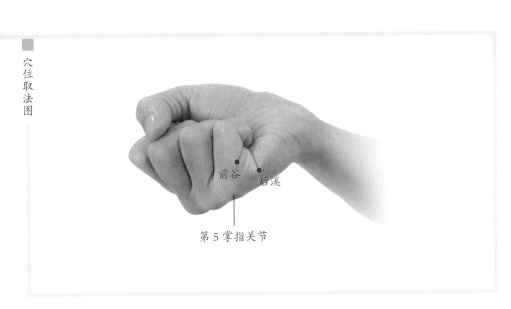

前谷　后溪
第 5 掌指关节

6 养老（SI6）
Yǎnglǎo 郄穴

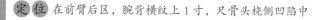

【**定位**】在前臂后区，腕背横纹上1寸，尺骨头桡侧凹陷中

【**取法**】掌心向上，用一手指按在尺骨头的最高点上，然后手掌旋后，在手指滑入的骨缝中。

【**功效**】清肝明目，活络止痛。

【**主治**】目视不明、肩臂疼痛。

【**操作**】直刺或斜刺0.5~0.8寸；可灸。

7 支正（SI7）
Zhīzhèng 络穴

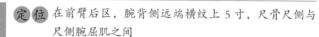

【**定位**】在前臂后区，腕背侧远端横纹上5寸，尺骨尺侧与尺侧腕屈肌之间

【**取法**】在阳谷穴（SI5）与小海穴（SI8）连线中点下1寸。

【**功效**】缓痉止痛，镇肝息风，通经活络。

【**主治**】项强、肘挛、手指痛、头痛、热病、目眩、好笑善忘、消渴。

【**操作**】直刺0.3~0.8寸；可灸。

8 小海（SI8）
Xiǎohǎi 合穴

【**定位**】在肘后区，尺骨鹰嘴与肱骨内上髁之间凹陷中

【**取法**】曲肘，在肘内侧摸到两个突起的骨性标志，即为尺骨鹰嘴与肱骨内上髁，两者连线之中点凹陷处，即为小海穴。

【**功效**】活络止痛，定痫止痉，平肝潜阳。

【**主治**】肘臂疼痛、癫痫、耳鸣、耳聋。

【**操作**】直刺0.3~0.5寸；可灸。

9 肩贞（SI9）
Jiānzhēn

【**定位**】在肩胛区，肩关节后下方，腋后纹头直上1寸。

【**取法**】手臂内收，在肩关节后下方，从腋后纹末端向上量取1寸处，即为肩贞穴。

【**功效**】通经活络止痛。

【**主治**】肩胛痛、手臂麻木、上肢不举、缺盆中痛。

【**操作**】直刺1~1.5寸；可灸。

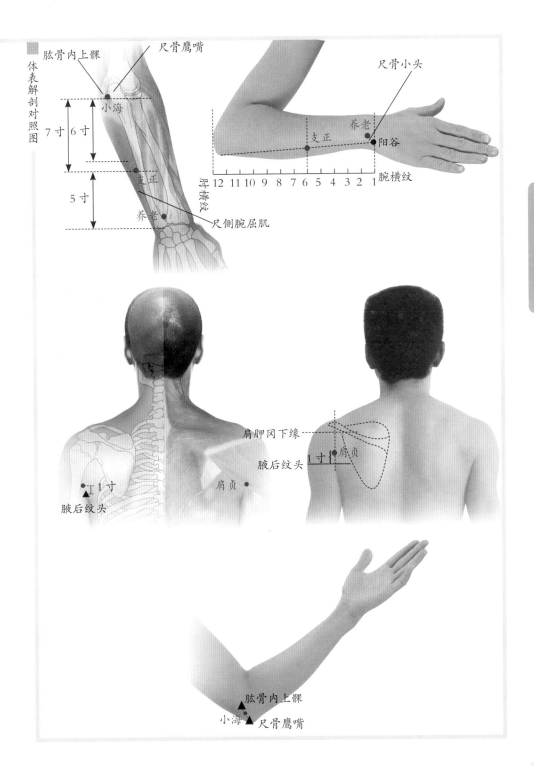

体表解剖对照图

肱骨内上髁

尺骨鹰嘴

小海

7寸 6寸

支正

5寸

养老

尺侧腕屈肌

尺骨小头

养老

支正

阳谷

肘横纹

12 11 10 9 8 7 6 5 4 3 2 1

腕横纹

肩胛冈下缘

腋后纹头

1寸

肩贞

肩贞

1寸

腋后纹头

肱骨内上髁

小海 尺骨鹰嘴

10 **臑俞（SI10）** Nàoshū 手足太阳经、阳维脉、阳跷脉交会穴 【定位】 在肩胛区，腋后纹头直上，肩胛冈下缘凹陷中

【取法】手臂内收，在肩关节后下方，经腋后纹末端作垂直线；在肩部摸到一个大约水平的骨性标志，即为肩胛冈，经其下缘作水平线，两线相交的凹陷处，即为臑俞穴。

【功效】活络止痛，消肿散结。

【主治】肩臂疼痛、瘰疬（颈部淋巴结结核）。

【操作】直刺 0.8~1.2 寸；可灸。

11 **天宗（SI11）** Tiānzōng ☆ 【定位】 在肩胛区，肩胛冈中点与肩胛下角连线上 1/3 与下 2/3 交点凹陷中

【取法】先找到肩胛骨，即上背部一个呈倒三角形状的骨性标志，在肩胛冈下窝正中处，即为天宗穴。

【功效】通经活络，消肿止痛。

【主治】肩胛疼痛、肘臂后外侧疼痛、气喘、乳痈（急性乳腺炎）。

【操作】直刺 0.5~1 寸；可灸。

12 **秉风（SI12）** Bǐngfēng 手足三阳经与足少阴经交会穴 【定位】 在肩胛区，肩胛冈中点上方冈上窝中

【取法】举臂，先找到天宗穴，再向上，可以在肩胛部找到一个凹陷处，即为秉风穴。

【功效】通经活络止痛。

【主治】肩臂疼痛、上肢酸麻。

【操作】直刺 0.5~1 寸；可灸。

13 **曲垣（SI13）** Qūyuán 【定位】 在肩胛区，肩胛冈内侧端上缘凹陷中

【取法】在肩胛部，先找到第 2 胸椎棘突，即低头时，后项部最高的骨性隆起（第 7 颈椎棘突）再往下数 2 个棘突；再找到臑俞穴（SI10），两者连线的中点处，即为曲垣穴。

【功效】祛风止痉，活络止痛。

【主治】肩胛部疼痛、拘挛。

【操作】直刺 0.3~0.5 寸；可灸。

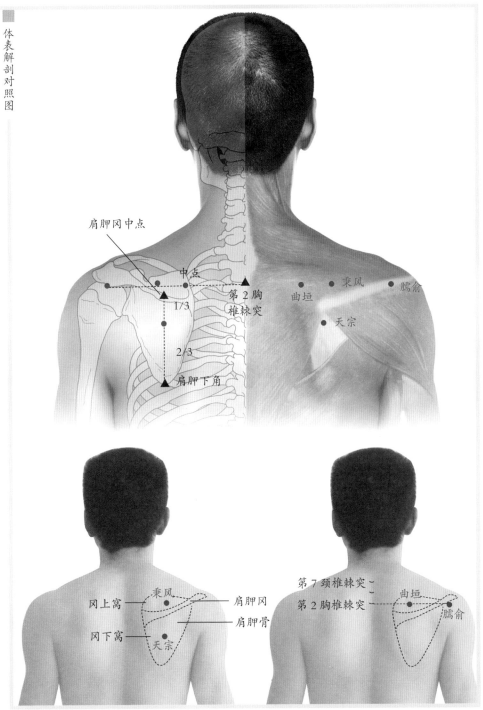

肩胛冈中点

中点

第2胸椎棘突

1/3

2/3

肩胛下角

曲垣　　秉风

臑俞

天宗

冈上窝　　秉风

肩胛冈

肩胛骨

冈下窝　　天宗

第7颈椎棘突

第2胸椎棘突

曲垣

臑俞

14 **肩外俞（SI14）**
Jiānwàishū
定位 在脊柱区，第1胸椎棘突下，后正中线旁开3寸

【取法】在背部，先找到第1胸椎棘突，即低头时，后项部最高的骨性隆起（第7胸椎棘突）往下数1个棘突，在其下方旁开3寸（肩胛骨内侧缘与后正中线的距离为3寸）处，即为肩外俞穴。

【功效】祛风止痉，活络止痛。

【主治】肩背酸痛、颈项强急。

【操作】斜刺0.5~0.8寸；可灸。

15 **肩中俞（SI15）**
Jiānzhōngshū
定位 在脊柱区，第7颈椎棘突下，后正中线旁开2寸

【取法】在背部，先找到第7颈椎棘突，即低头时，后项部最高的骨性隆起，在其下方旁开2寸处，即为肩中俞穴。

【功效】活络止痛，止咳平喘。

【主治】肩背疼痛、咳嗽、哮喘。

【操作】斜刺0.5~0.8寸；可灸。

16 **天窗（SI16）**
Tiānchuāng
定位 在颈部，横平喉结，胸锁乳突肌的后缘

【取法】在颈外侧部，先找到喉结，再找到胸锁乳突肌，即转头时，从耳朵后面开始由上外向内下走行的肌肉，其后缘于喉结相平处，即为天窗穴。

【功效】镇肝息风，祛风止痉，消肿止痛，通经活络。

【主治】耳鸣、耳聋、咽喉肿痛、颈项强痛、暴喑、瘾疹（荨麻疹）、癫狂。

【操作】直刺0.3~0.5寸；可灸。

17 **天容（SI17）**
Tiānróng
定位 在颈部，下颌角后方，胸锁乳突肌的前缘凹陷中

【取法】在颈外侧部，耳垂下方的下颌角后方凹陷处，即为天容穴。

【功效】镇肝息风，活络止痉，消肿止痛。

【主治】耳鸣、耳聋、咽喉肿痛、颈项强痛。

【操作】直刺0.5~1寸；可灸。

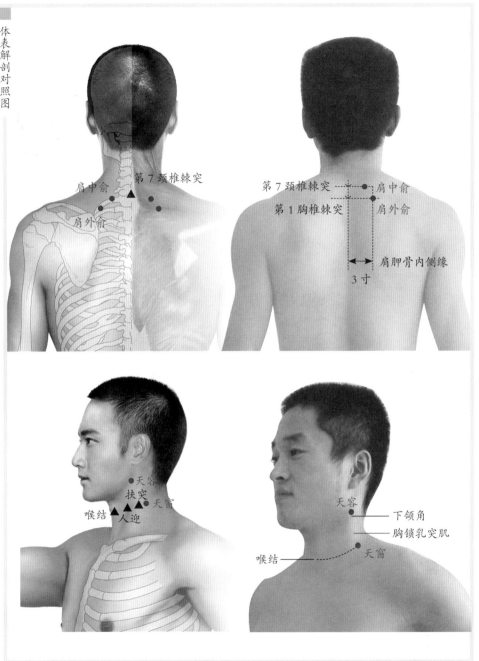

18 颧髎（SI18）
Quánliáo

定位 在面部，颧骨下缘，目外眦直下凹陷中

【取法】 先找到外眼角，作垂直线，再找到面颊部最突起的骨性标志，即颧骨，在其下缘作水平线，两线相交处，即为颧髎穴。

【功效】 祛风止痉，消肿止痛，通经活络。

【主治】 口眼㖞斜、眼睑瞤动、齿痛、唇肿。

【操作】 直刺 0.3~0.5 寸，或斜刺 0.5~1 寸；可灸。

19 听宫（SI19） Tīnggōng
手足少阳经、手太阳经交会穴 ☆

定位 在面部，耳屏正中与下颌骨髁突之间的凹陷中

【取法】 耳朵靠近鼻子侧，有一小珠样突起，即为耳屏；张口，在耳屏前方会出现凹陷，该凹陷处，即为听宫穴。

【功效】 镇肝息风，定痫止痉，消肿止痛。

【主治】 耳鸣、耳聋、聤耳（化脓性中耳炎）、齿痛、癫狂痫。

【操作】 张口，直刺 0.5~1 寸；可灸。

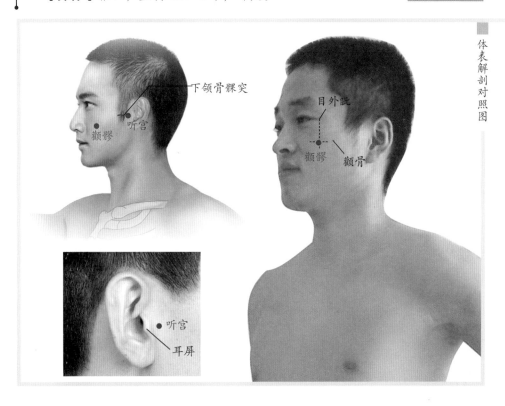

体表解剖对照图

下颌骨髁突
听宫
颧髎

目外眦
颧髎　颧骨

听宫
耳屏

（一）经脉循行

1. 循行路线

起于目内眦（睛明），上额，交于巅顶（百会）。

巅顶部的支脉：从头顶到颞颥部（头部的两侧靠近耳朵上方的部位）。

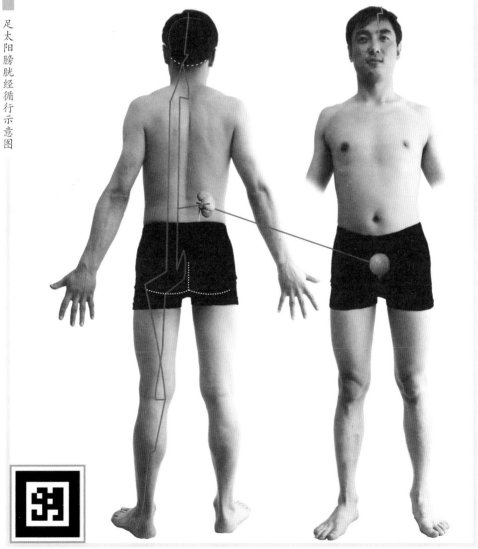

足太阳膀胱经循行示意图

巅顶部直行的脉：从头顶入里络于脑，回出分开下行项后，沿着肩胛部内侧，挟着脊柱，到达腰部，从脊旁肌肉进入体腔，联络肾脏，属于膀胱。

腰部的支脉：向下通过臀部，进入腘窝中。

后项的支脉：通过肩胛骨内缘直下，经过臀部（环跳）下行，沿着大腿后外侧，与腰部下来的支脉会合于腘窝中，由此向下，通过腓肠肌，出于外踝的后面，沿着第 5 跖骨粗隆，至小趾外侧端（至阴），与足少阴肾经相接。

2. 联系脏器

肾、膀胱、心、肝、胆、脾、胃、大肠、小肠、三焦、肺。

（二）所属腧穴

1 晴明（BL1）Jīngmíng 手足太阳经、足阳明经、阴跷脉、阳跷脉交会穴

定位 在面部，目内眦内上方眶内侧壁凹陷中

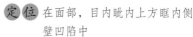

【取法】先找到眼睛的内角，即为目内眦，在眼睛内角稍上方紧贴眼球处，即为晴明穴。

【功效】清热消肿，散郁止痛，益气明目。

【主治】目赤肿痛、迎风流泪、胬肉攀睛（翼状胬肉）、视物不明、近视、夜盲、目翳。

【操作】嘱闭目，操作者左手轻推眼球向外侧固定，右手缓慢进针，紧靠眶缘直刺 0.3~0.5 寸；不宜灸。针刺本穴容易引起内出血，出针后须用消毒干棉球按压片刻。不捻转，不提插，或只轻微地捻转和提插。

2 攒竹（BL2）
Cuánzhú ☆

定位 在面部，眉头凹陷中，额切迹处

【取法】眉毛内侧端的凹陷中，即为攒竹穴。

【功效】通经活络，清热消肿，散郁止痛，益气明目。

【主治】前额痛、眉棱骨痛、目眩、目视不明、目赤肿痛、近视、眼睑瞤动、面瘫。

【操作】平刺 0.5~0.8 寸；不宜灸。

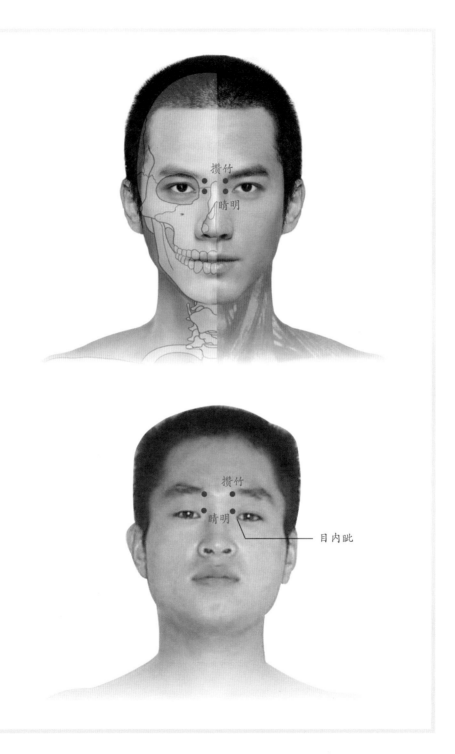

攒竹

睛明

攒竹

睛明

目内眦

3 **眉冲（BL3）**
Méichōng

【定位】在头部，额切际直上入发际 0.5 寸

【取法】先取攒竹穴（BL2），经过该穴作垂直线，从前发际向上量取 0.5 寸处，即为眉冲穴。

【功效】平肝潜阳，通窍止痛，益气明目。

【主治】痫证、头痛、眩晕、目视不明、鼻塞。

【操作】平刺 0.3~0.5 寸；不宜灸。

4 **曲差（BL4）**
Qūchā

【定位】在头部，前发际正中直上 0.5 寸，旁开 1.5 寸

【取法】坐位，先找到神庭穴（GV24），再找到头维穴（ST8），两穴连线的内 1/3 与中 1/3 交点上，即前发际正中直上 0.5 寸，再旁开 1.5 寸处，即为曲差穴。

【功效】平肝潜阳，活血通络，通窍止痛，益气明目。

【主治】头痛、眩晕、目视不明、目痛、鼻塞。

【操作】平刺 0.5~0.8 寸；可灸。

5 **五处（BL5）**
Wǔchù

【定位】在头部，前发际正中直上 1 寸，旁开 1.5 寸

【取法】坐位，前发际正中垂直向上量取 1 寸，再旁开 1.5 寸处，即为五处穴。

【功效】平肝潜阳，通络止痛，益气明目。

【主治】头痛、目眩、目视不明。

【操作】平刺 0.5~0.8 寸；可灸。

6 **承光（BL6）**
Chéngguāng

【定位】在头部，前发际正中直上 2.5 寸，旁开 1.5 寸

【取法】从前发际正中垂直向上量取 2.5 寸，再旁开 1.5 寸处，即为承光穴。

【功效】平肝潜阳，活血通络，和胃止呕，通窍止痛，益气明目。

【主治】头痛、目眩、呕吐烦心、目视不明、鼻塞多涕、癫痫。

【操作】平刺 0.5~0.8 寸；可灸。

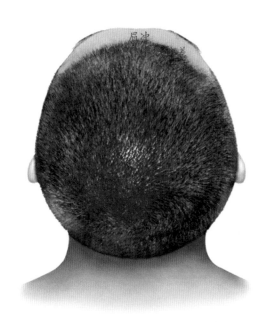

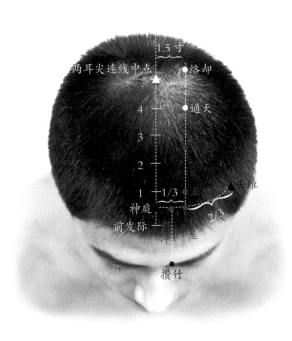

| 7 | 通天（BL7）
Tōngtiān | 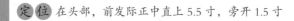 **定位** 在头部，前发际正中直上 4 寸，旁开 1.5 寸 |

【取法】从前发际正中垂直向上量取 4 寸，再旁开 1.5 寸处，即为通天穴。

【功效】平肝潜阳，行气活络，宣肺通窍。

【主治】头痛、头重、眩晕、鼻塞、鼻渊（鼻炎、鼻窦炎）。

【操作】平刺 0.3~0.5 寸；可灸。

| 8 | 络却（BL8）
Luòquè | **定位** 在头部，前发际正中直上 5.5 寸，旁开 1.5 寸 |

【取法】从前发际正中垂直向上量取 5.5 寸，再旁开 1.5 寸处，即为络却穴。

【功效】平肝潜阳，豁痰开窍，益气明目。

【主治】眩晕、耳鸣、鼻塞、癫狂、痫证、目视不明。

【操作】平刺 0.3~0.5 寸；可灸。

| 9 | 玉枕（BL9）
Yùzhěn | **定位** 在头部，横平枕外隆凸上缘，后发际正中线旁开 1.3 寸 |

【取法】取坐位，从后发际正中垂直向上量取 2.5 寸，旁开 1.3 寸，枕骨
隆起部上缘的凹陷处，即为玉枕穴。

【功效】解郁止痛，通络开窍，降逆止呕。

【主治】头痛、目痛、鼻塞、呕吐。

【操作】平刺 0.3~0.5 寸；可灸。

| 10 | 天柱（BL10）
Tiānzhù ☆ | **定位** 在颈后区，横平第 2 颈椎棘突上际，斜方肌外缘凹陷中 |

【取法】取坐位，当后发际正中旁开 1.3 寸处，即为天柱穴。

【功效】清热消肿，散郁止痛，平肝潜阳，通窍活络。

【主治】头痛、项强、眩晕、目赤肿痛、肩背痛、鼻塞。

【操作】直刺或斜刺 0.5~0.8 寸，不可向内上方深刺；可灸。

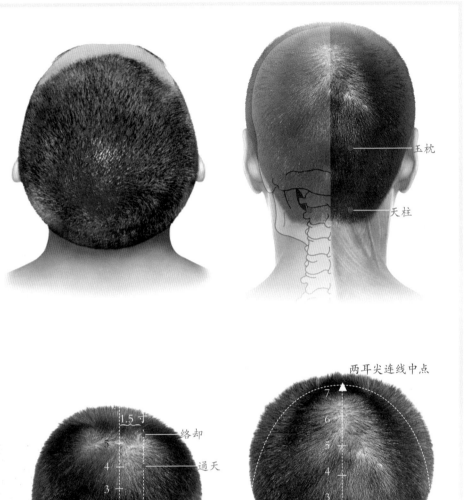

玉枕

天柱

两耳尖连线中点

1.5寸

络却

通天

后发际 —— 斜方肌

1.3寸 天柱

11 **大杼（BL11）** Dàzhù 八会穴之骨会；手足太阳经交会穴

定位 在脊柱区，第 1 胸椎棘突下，后正中线旁开 1.5 寸

【取法】取俯卧位，暴露背部，先确定第 7 颈椎棘突，即低头时，后颈部最高的骨性突起，再往下数 1 个骨性突起即为第 1 胸椎棘突，其下方旁开 1.5 寸处，即为大杼穴。

【功效】止咳平喘，清热止痛，通经活络。

【主治】咳嗽、发热、头痛、肩背痛、颈项拘急。

【操作】斜刺 0.5~0.8 寸；可灸。本经背部诸穴不宜深刺，以免伤及内部重要脏器。

12 **风门（BL12）** Fēngmén 足太阳经、督脉交会穴

定位 在脊柱区，第 2 胸椎棘突下，后正中线旁开 1.5 寸

【取法】取俯卧位，暴露背部，先确定第 7 颈椎棘突（BL11），再往下数 2 个骨性突起，即为第 2 胸椎棘突。其下方旁开 1.5 寸处，即为风门穴。

【功效】疏风解表、宣肺止咳、平肝潜阳、活络止痛。

【主治】伤风咳嗽、发热头痛、目眩、项强、胸背痛、鼻塞多涕。

【操作】斜刺 0.5~0.8 寸；可灸。

13 **肺俞（BL13）** Fèishū 肺背俞穴☆

定位 在脊柱区，第 3 胸椎棘突下，后正中线旁开 1.5 寸

【取法】取俯卧位，暴露背部，先确定第 7 颈椎棘突（BL11），再往下数 3 个骨性突起，即为第 3 胸椎棘突。其下方旁开 1.5 寸处，即为肺俞穴。

【功效】止咳平喘，宽胸理气，通经止痛，滋阴止血。

【主治】咳嗽、气喘、胸满、背痛、潮热、盗汗、骨蒸、吐血、鼻塞。

【操作】斜刺 0.5~0.8 寸；可灸。不宜深刺，以免伤及内部重要脏器。

14 **厥阴俞（BL14）** Juéyīnshū 心包背俞穴

定位 在脊柱区，第 4 胸椎棘突下，后正中线旁开 1.5 寸

【取法】取俯卧位，暴露背部，先确定第 7 颈椎棘突（BL11），再往下数 4 个骨性突起，即为第 4 胸椎棘突。其下方旁开 1.5 寸处，即为厥阴俞穴。

【功效】温经止痛，养心定悸，疏肝解郁，宣肺止咳，降逆止呕。

【主治】心痛、心悸、胸闷、咳嗽、呕吐。

【操作】斜刺 0.5~0.8 寸；可灸。

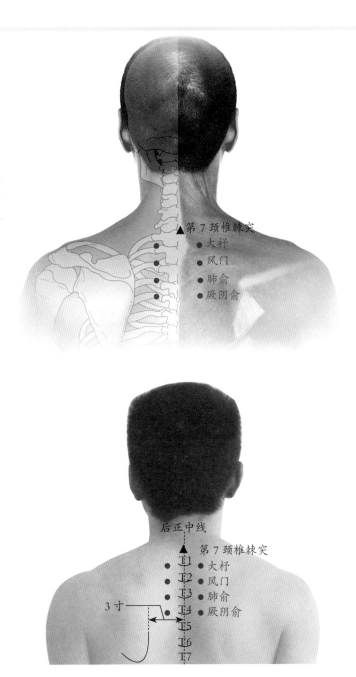

▲ 第 7 颈椎棘突
● 大杼
● 风门
● 肺俞
● 厥阴俞

后正中线
▲ 第 7 颈椎棘突
● T1 ● 大杼
● T2 ● 风门
● T3 ● 肺俞
● T4 ● 厥阴俞
T5
3寸
T6
T7

说明：肩胛骨内侧缘与后正中线的距离为 3 寸，T 代表胸椎。

15 心俞（BL15）
Xīnshū 心背俞穴

定位 在脊柱区，第5胸椎棘突下，后正中线旁开1.5寸

【取法】取俯卧位，暴露背部，先确定第7颈椎棘突，再往下数5个骨性突起，即为第5胸椎棘突。其下方旁开1.5寸处，即为心俞穴。

【功效】豁痰开窍，镇惊定痫，养心安神，温肾固摄，活络通经。

【主治】癫狂、痫证、惊悸、失眠、健忘、心烦、咳嗽、吐血、梦遗、心痛、胸背痛。

【操作】斜刺0.5~0.8寸；可灸。不宜深刺，以免伤及内部重要脏器。

16 督俞（BL16）
Dūshū

定位 在脊柱区，第6胸椎棘突下，后正中线旁开1.5寸

【取法】取俯卧位，暴露背部，先确定第7颈椎棘突，再往下数6个骨性突起，即为第6胸椎棘突。其下方旁开1.5寸处，即为督俞穴。

【功效】活血通络，健脾理气，和胃降逆。

【主治】心痛、腹痛、腹胀、肠鸣、呃逆（膈肌痉挛，俗称打嗝）。

【操作】斜刺0.5~0.8寸；可灸。

17 膈俞（BL17）
Géshū 八会穴之血会☆

定位 在脊柱区，第7胸椎棘突下，后正中线旁开1.5寸

【取法】暴露背部，双手下垂，两侧肩胛骨下角的连线与脊柱相交处，即为第7胸椎棘突。其下旁开1.5寸处，即为膈俞穴。

【功效】温中健脾，和胃止痛，降逆止呕，祛风止咳，滋补肝肾。

【主治】胃脘痛、呕吐、呃逆、饮食不下、咳嗽、吐血、潮热、盗汗。

【操作】斜刺0.5~0.8寸；可灸。

18 肝俞（BL18）
Gānshū 肝背俞穴

定位 在脊柱区，第9胸椎棘突下，后正中线旁开1.5寸

【取法】先确定第7胸椎棘突，再向下数2个骨性突起，即为第9胸椎棘突。其下旁开1.5寸处，即为肝俞穴。

【功效】疏肝理气，利胆退黄，清热凉血，清肝明目，涤痰开窍，散寒通络。

【主治】黄疸、胁痛、吐血、目赤、目视不明、眩晕、夜盲、癫狂、痫证、背痛。

【操作】斜刺0.5~0.8寸；可灸。不宜深刺，以免伤及内部重要脏器。

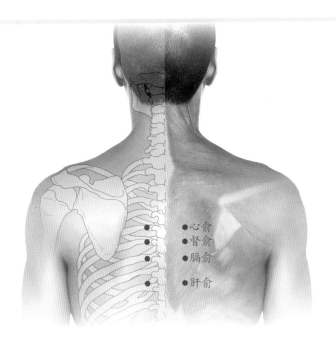

心俞
督俞
膈俞
肝俞

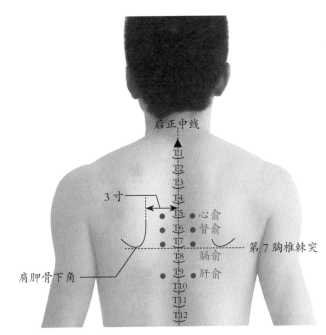

后正中线

T1
T2
T3
T4
3寸
T5　心俞
T6　督俞
T7
　　膈俞　　　第7胸椎棘突
T8
　　膈俞
肩胛骨下角
T9　肝俞
T10
T11
T12

说明：T代表胸椎。

19 胆俞（BL19）
Dǎnshū　胆背俞穴

定位 在脊柱区，第10胸椎棘突下，后正中线旁开1.5寸

【取法】先确定第7胸椎棘突，再向下数3个骨性突起，即为第10胸椎棘突。其下旁开1.5寸处，即为胆俞穴。

【功效】疏肝解郁，利胆退黄，健脾和胃。

【主治】黄疸、胁痛、呕吐、食不化、口苦。

【操作】斜刺0.5~0.8寸；可灸。

20 脾俞（BL20）
Píshū　脾背俞穴

定位 在脊柱区，第11胸椎棘突下，后正中线旁开1.5寸

【取法】先确定第7胸椎棘突，再向下数4个骨性突起，即为第11胸椎棘突。其下旁开1.5寸处，即为脾俞穴。

【功效】温运脾阳，清化湿热，疏泄肝胆。

【主治】腹胀、泄泻、呕吐、胃痛、消化不良、水肿、背痛、黄疸。

【操作】直刺0.5~1寸；可灸。

21 胃俞（BL21）
Wèishū　胃背俞穴☆

定位 在脊柱区，第12胸椎棘突下，后正中线旁开1.5寸

【取法】先确定第7胸椎棘突，再向下数5个骨性突起，即为第12胸椎棘突。其下旁开1.5寸处，即为胃俞穴。

【功效】温中健脾，和胃止痛，补益肝肾。

【主治】胃脘痛、腹胀、呕吐、完谷不化、肠鸣、胸胁痛。

【操作】直刺0.5~1寸；可灸。

22 三焦俞（BL22）
Sānjiāoshū　三焦背俞穴

定位 在脊柱区，第1腰椎棘突下，后正中线旁开1.5寸

【取法】先确定第7胸椎棘突，再向下数6个骨性突起，即为第1腰椎棘突。其下旁开1.5寸处，即为三焦俞穴。

【功效】温中健脾，和胃止痛，补益肝肾。

【主治】胃脘痛、腹胀、呕吐、完谷不化、肠鸣、胸胁痛。

【操作】直刺0.5~1寸；可灸。

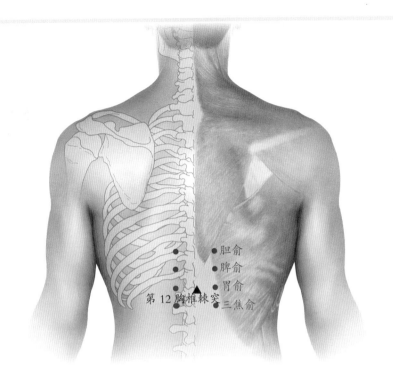

胆俞
脾俞
胃俞
三焦俞

第 12 胸椎棘突

说明：T 代表胸椎，
　　　L 代表腰椎。

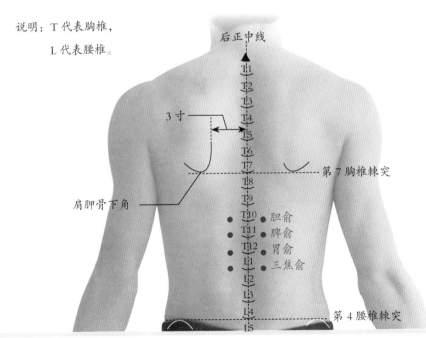

后正中线

3 寸

第 7 胸椎棘突

肩胛骨下角

胆俞
脾俞
胃俞
三焦俞

第 4 腰椎棘突

第●章　十四经穴

23 肾俞（BL23）
Shènshū　肾背俞穴☆

定位 在脊柱区，第2腰椎棘突下，后正中线旁开1.5寸

【取法】暴露腰部，先找到两侧髂嵴的最高点，其连线与脊柱相交处，即为第4腰椎棘突，再向上数2个骨性突起即为第2腰椎棘突。其下旁开1.5寸处，即为肾俞穴。

【功效】温肾助阳，固摄带脉，生精益髓，清肝泻火，豁痰开窍，利水消肿。

【主治】遗精、阳痿、早泄、不孕、不育、遗尿、月经不调、白带异常、腰背酸痛、头昏、耳鸣、耳聋、小便不利、水肿、咳喘少气。

【操作】直刺0.5~1寸；可灸。

24 气海俞（BL24）
Qìhǎishū

定位 在脊柱区，第3腰椎棘突下，后正中线旁开1.5寸

【取法】第4腰椎棘突再向上数1个骨性突起，即为第3腰椎棘突。其下旁开1.5寸处，即为气海俞穴。

【功效】调补气血，温养冲任，补益脾肾，清热利湿，化瘀止血。

【主治】腰痛、痛经、肠鸣、痔疾。

【操作】直刺0.5~1寸；可灸。

25 大肠俞（BL25）
Dàchángshū　大肠背俞穴☆

定位 在脊柱区，第4腰椎棘突下，后正中线旁开1.5寸

【取法】先确定第4腰椎棘突，其下旁开1.5寸处，即为大肠俞穴。

【功效】除湿散寒，通经止痛，补益脾肾。

【主治】腰脊疼痛、腹痛、腹胀、泄泻、便秘、痢疾。

【操作】直刺0.5~1.2寸；可灸。

26 关元俞（BL26）
Guānyuánshū

定位 在脊柱区，第5腰椎棘突下，后正中线旁开1.5寸

【取法】先确定第4腰椎棘突，从第4腰椎向下数1个骨性突起，即为第5腰椎棘突。其下旁开1.5寸处，即为关元俞穴。

【功效】温肾固摄，通经止痛，滋阴生津。

【主治】腹胀、泄泻、小便不利、遗尿、消渴、腰痛。

【操作】直刺0.5~1.2寸；可灸。

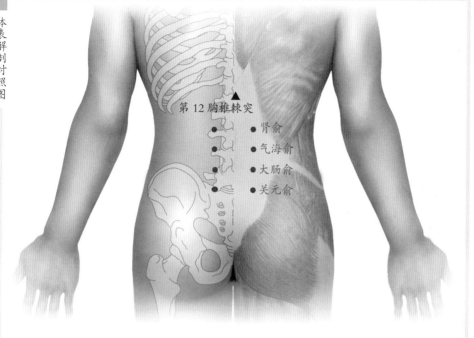

第 12 胸椎棘突

● 肾俞
● 气海俞
● 大肠俞
● 关元俞

说明：T 代表胸椎，
　　　L 代表腰椎。

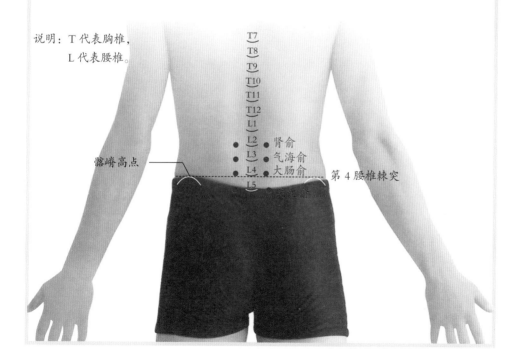

T7
T8
T9
T10
T11
T12
L1
L2　● 肾俞
L3　● 气海俞
L4　● 大肠俞
L5

髂嵴高点

第 4 腰椎棘突

第一章　十四经穴

27 **小肠俞（BL27）**
Xiǎochángshū 小肠背俞穴

 定位 在骶区，横平第1骶后孔，骶正中嵴旁开1.5寸

【取法】第4腰椎棘突下一个突起为第5腰椎棘突，再往下数1个骨性突起，即为第1、2骶椎融合的痕迹，适平第1骶后孔。其下旁开1.5寸处，即为小肠俞穴。

【功效】温肾固摄，温经散寒，通络止痛，健脾除湿。

【主治】遗精、遗尿、白带异常、小腹胀痛、泄泻、痢疾、腰腿痛。

【操作】直刺0.8~1.2寸；可灸。

28 **膀胱俞（BL28）**
Pángguāngshū 膀胱背俞穴

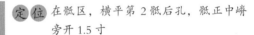 **定位** 在骶区，横平第2骶后孔，骶正中嵴旁开1.5寸

【取法】第4腰椎棘突下一个突起为第5腰椎棘突，再往下数2个骨性突起，即为第2、3骶椎融合的痕迹，适平第2骶后孔。其下旁开1.5寸处，即为膀胱俞穴。

【功效】温肾固摄，补益脾肾，通络止痛。

【主治】遗尿、遗精、小便不利、泄泻、腰骶部疼痛。

【操作】直刺0.8~1.2寸；可灸。

29 **中膂俞（BL29）**
Zhōnglǚshū

 定位 在骶区，横平第3骶后孔，骶正中嵴旁开1.5寸

【取法】第4腰椎棘突下一个突起为第5腰椎棘突，再往下数3个骨性突起，即为第3、4骶椎融合的痕迹，适平第3骶后孔。其下旁开1.5寸处，即为中膂俞穴。

【功效】除湿散寒，通经止痛，补益脾肾，养阴生津，清热润燥。

【主治】腰脊痛、消渴、痢疾。

【操作】直刺0.8~1.2寸；可灸。

30 **白环俞（BL30）**
Báihuánshū

 定位 在骶区，横平第4骶后孔，骶正中嵴旁开1.5寸

【取法】第4腰椎棘突下一个突起为第5腰椎棘突，再往下数4个骨性突起，即为第4、5骶椎融合的痕迹，适平第4骶后孔。其下旁开1.5寸处，即为白环俞穴。

【功效】除湿散寒，通经止痛，温肾固摄，调补气血。

【主治】腰腿痛、白带异常、遗精、月经不调。

【操作】直刺0.8~1.2寸；可灸。

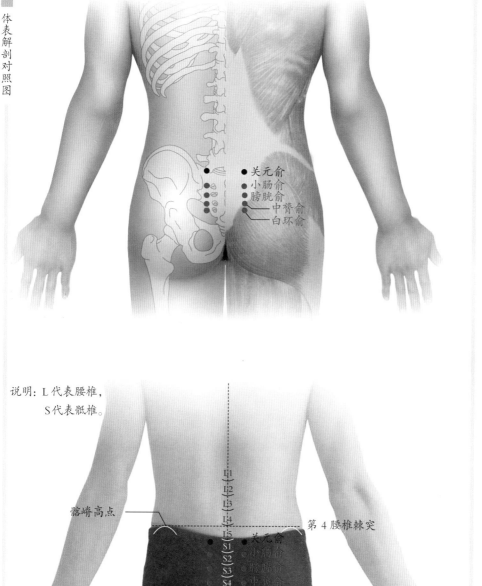

关元俞
小肠俞
膀胱俞
中脊俞
白环俞

说明：L代表腰椎，
　　　S代表骶椎。

髂嵴高点

第 4 腰椎棘突

L1
L2
L3
L4
L5
S1
S2
S3
S4
S5

关元俞
小肠俞
膀胱俞
中脊俞
白环俞

31 上髎（BL31）
Shàngliáo

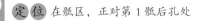 定位 在骶区，正对第 1 骶后孔处

【取法】次髎向上触摸到的凹陷即为第 1 骶后孔。

【功效】补脾益肾，通络止痛，温肾助阳。

【主治】腰痛、月经不调、带下、遗精、阳痿、大小便不利。

【操作】直刺 1~1.5 寸；可灸。

32 次髎（BL32）
Cìliáo ☆

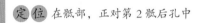 定位 在骶部，正对第 2 骶后孔中

【取法】先确定平第 2 骶后孔的第 2、3 骶椎融合的痕迹处［见本经膀胱俞（BL28）的取法］，作水平线；再找到髂后上棘，即骨盆弓形上缘的后端，在后正中线和髂后上棘的中点处作垂直线，两线相交处，即为次髎穴。

【功效】除湿散寒，通经止痛，温肾固摄，调补气血。

【主治】腰痛、月经不调、痛经、小便不利、遗精、遗尿、下肢痿痹。

【操作】直刺 1~1.5 寸；可灸。

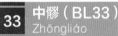

33 中髎（BL33）
Zhōngliáo

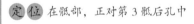 定位 在骶部，正对第 3 骶后孔中

【取法】先确定平第 3 骶后孔的第 3、4 骶椎融合的痕迹处［见本经中膂俞（BL29）的取法］，作水平线；再找到髂后上棘，即骨盆弓形上缘的后端，在后正中线和髂后上棘的中点处作垂直线，两线相交处，即为中髎穴。

【功效】除湿散寒，通经止痛，补益脾肾，温阳通便。

【主治】腰痛、月经不调、小便不利、赤白带下、便秘。

【操作】直刺 1~1.5 寸；可灸。

34 下髎（BL34）
Xiàliáo

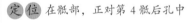 定位 在骶部，正对第 4 骶后孔中

【取法】先确定平第 4 骶后孔的第 4、5 骶椎融合的痕迹处［见本经白环俞（BL30）的取法］，作水平线；再找到髂后上棘，即骨盆弓形上缘的后端，在后正中线和髂后上棘的中点处作垂直线，两线相交处，即为下髎穴。

【功效】除湿散寒，通经止痛，温阳通便，补益脾肾。

【主治】腰痛、小便不利、肠鸣、便秘、小腹痛。

【操作】直刺 1~1.5 寸；可灸。

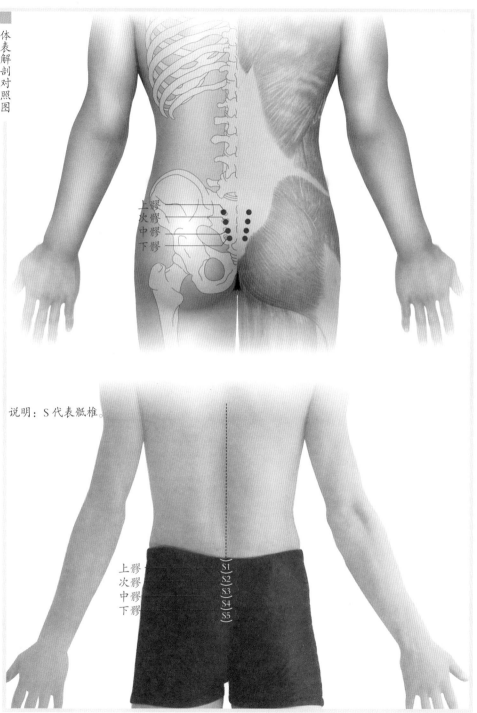

体表解剖对照图

上髎
次髎
中髎
下髎

说明：S 代表骶椎。

上髎
次髎
中髎
下髎

(S1)
(S2)
(S3)
(S4)
(S5)

35 会阳（BL35）
Huìyáng

定位 在骶区，尾骨端旁开 0.5 寸

【**取法**】取俯卧位，充分暴露臀部，顺着脊柱向下摸到尽头，再旁开 0.5 寸处，即为会阳穴。

【**功效**】温肾助阳，固摄带脉，清热利湿，化瘀止血。

【**主治**】阳痿、遗精、带下、痢疾、泄泻、痔疾。

【**操作**】直刺 0.8~1.2 寸；可灸。

36 承扶（BL36）
Chéngfú

定位 在股后区，臀沟的中点

【**取法**】俯卧，暴露臀部与大腿，臀部与大腿交界处有一横纹，在横纹的中点处，即为承扶穴。

【**功效**】通络止痛，清热利湿，化瘀止血。

【**主治**】腰骶臀股部疼痛、痔疾。

【**操作**】直刺 1~2.5 寸；可灸。

37 殷门（BL37）
Yīnmén

定位 在股后区，臀沟下 6 寸，股二头肌与半腱肌之间

【**取法**】俯卧，暴露臀部与大腿，先确定承扶穴（BL36）；再找到膝盖后面横纹的中点，即委中穴（BL40）。在两穴的连线中点上 1 寸处取穴。

【**功效**】温经散寒，缓急止痛。

【**主治**】腰腿痛、下肢痿痹。

【**操作**】直刺 1~2 寸；可灸。

38 浮郄（BL38）
Fúxì

定位 在膝后区，腘横纹上 1 寸，股二头肌腱的内侧缘

【**取法**】俯卧，先取委阳穴（BL39），委阳穴上 1 寸处，即为浮郄穴。

【**功效**】宽筋活络，通络止痛。

【**主治**】膝腘部疼痛、麻木、挛急。

【**操作**】直刺 1~1.5 寸；可灸。

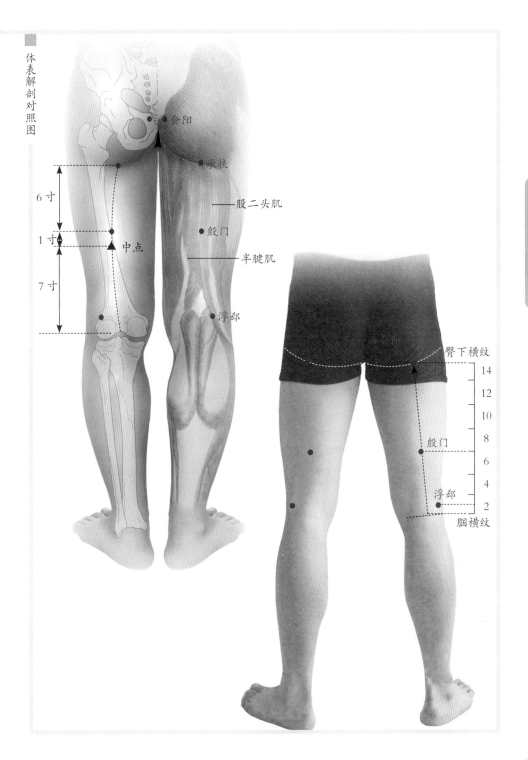

会阳

承扶

股二头肌

殷门

半腱肌

浮郄

6寸

1寸

中点

7寸

臀下横纹

殷门

浮郄

腘横纹

14
12
10
8
6
4
2

39 委阳（BL39）
Wěiyáng 三焦下合穴☆

【定位】在膝部，腘横纹上，股二头肌腱的内侧缘

【取法】在膝盖后面的凹陷中央找到腘横纹，在腘横纹外侧端，屈膝时明显显露的肌腱的内侧处，即为委阳穴。

【功效】补脾益肾，温经散寒，缓急止痛。

【主治】腹满、小便不利、腰脊强痛、下肢挛痛。

【操作】直刺 1~1.5 寸；可灸。

40 委中（BL40）
Wěizhōng 合穴；膀胱下合穴

【定位】在膝后区，腘横纹中点

【取法】在膝盖后面的凹陷中央找到腘横纹，其中点处，即是委中穴。

【功效】温经散寒，通络止痛，滋养肝肾，健脾和胃，温肾助阳，清热解毒。

【主治】腰痛、下肢痿痹、中风昏迷、半身不遂、腹痛、呕吐、腹泻、小便不利、遗尿、丹毒（皮肤及其网状淋巴管的急性炎症）。

【操作】直刺 1~1.5 寸，或用三棱针点刺腘静脉出血。

41 附分（BL41）Fùfēn
手足太阳经交会穴

【定位】在脊柱区，第 2 胸椎棘突下，后正中线旁开 3 寸

【取法】俯卧，暴露背部，先确定第 7 颈椎棘突（BL11），再向下数 2 个骨性突起，即为第 2 胸椎棘突，其下旁开 3 寸处，即为附分穴。

【功效】补益气血，祛风通络，缓急止痛。

【主治】肩背拘急、颈项强痛、肘臂麻木。

【操作】斜刺 0.5~0.8 寸；可灸。

42 魄户（BL42）
Pòhù

【定位】在脊柱区，第 3 胸椎棘突下，后正中线旁开 3 寸

【取法】俯卧，暴露背部，先确定第 7 颈椎棘突［见本经大杼穴（BL11）的取法］，再向下数 3 个骨性突起，即为第 3 胸椎棘突，其下旁开 3 寸处，即为魄户穴。

【功效】止咳平喘，滋阴润肺，补虚培元，通络止痛。

【主治】咳嗽、气喘、肺结核、肩背痛。

【操作】斜刺 0.5~0.8 寸；可灸。

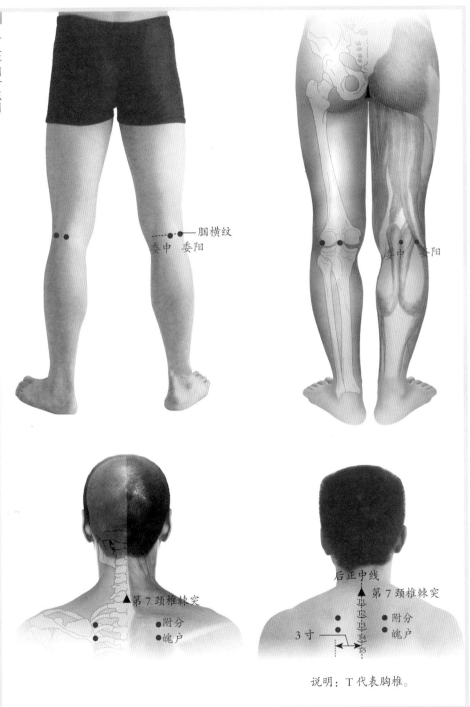

腘横纹

委中　委阳

委中　委阳

第 7 颈椎棘突

附分

魄户

后正中线

第 7 颈椎棘突

附分

魄户

3寸

说明：T 代表胸椎。

43 膏肓（BL43）
Gāohuāng

定位 在脊柱区，第 4 胸椎棘突下，后正中线旁开 3 寸

【取法】俯卧，暴露背部，先确定第 7 颈椎棘突，再向下数 4 个骨性突起，即为第 4 胸椎棘突，其下旁开 3 寸处，即为膏肓穴。

【功效】止咳平喘，清热凉血，交通心肾，滋阴生津，温肾固摄，通络止痛。

【主治】咳嗽、气喘、吐血、盗汗、肺结核、健忘、遗精、肩胛背痛。

【操作】斜刺 0.5~0.8 寸；可灸。

44 神堂（BL44）
Shéntáng

定位 在脊柱区，第 5 胸椎棘突下，后正中线旁开 3 寸

【取法】俯卧，暴露背部，先确定第 7 颈椎棘突，再向下数 5 个骨性突起，即为第 5 胸椎棘突，其下旁开 3 寸处，即为神堂穴。

【功效】止咳平喘，理气止痛。

【主治】咳嗽、气喘、胸闷、背痛。

【操作】斜刺 0.5~0.8 寸；可灸。

45 谚语（BL45）
Yìxǐ

定位 在脊柱区，第 6 胸椎棘突下，后正中线旁开 3 寸

【取法】俯卧，暴露背部，先确定第 7 颈椎棘突，再向下数 6 个骨性突起，即为第 6 胸椎棘突，其下旁开 3 寸处，即为谚语穴。

【功效】止咳平喘，清热除湿，祛邪截疟，通络止痛。

【主治】咳嗽、气喘、肩背痛、疟疾、热病。

【操作】斜刺 0.5~0.8 寸；可灸。

46 膈关（BL46）
Géguān

定位 在脊柱区，第 7 胸椎棘突下，后正中线旁开 3 寸

【取法】先确定第 7 胸椎棘突〔见本经膈俞穴（BL17）的取法〕，其下旁开 3 寸处，即为膈关穴。

【功效】和胃降逆，宽胸理气，通络止痛。

【主治】呕吐、嗳气、食不下、胸闷、脊背强痛。

【操作】斜刺 0.5~0.8 寸；可灸。

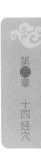

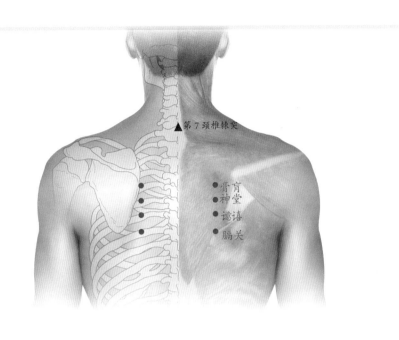

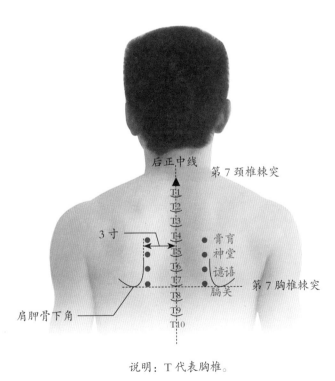

说明：T代表胸椎。

47 魂门（BL47）Húnmén

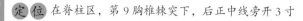

定位 在脊柱区，第9胸椎棘突下，后正中线旁开3寸

【取法】先确定第7胸椎棘突，再向下数2个骨性突起，即为第9胸椎棘突，其下旁开3寸处，即为魂门穴。

【功效】疏肝理气，通络止痛，降逆止呕。

【主治】胸胁痛、呕吐、背痛。

【操作】斜刺0.5~0.8寸；可灸。

48 阳纲（BL48）Yánggāng

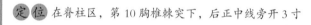

定位 在脊柱区，第10胸椎棘突下，后正中线旁开3寸

【取法】先确定第7胸椎棘突，再向下数3个骨性突起，即为第10胸椎棘突，其下旁开3寸处，即为阳纲穴。

【功效】清热利湿，利胆退黄，温运脾阳，缓急止痛，补虚培元，滋补肝肾。

【主治】肠鸣、泄泻、黄疸、消渴、腹痛。

【操作】斜刺0.5~0.8寸；可灸。

49 意舍（BL49）Yìshè

定位 在脊柱区，第11胸椎棘突下，后正中线旁开3寸

【取法】先确定第7胸椎棘突，再向下数4个骨性突起，即为第11胸椎棘突，其下旁开3寸处，即为意舍穴。

【功效】健脾和胃，降逆止呕。

【主治】腹胀、肠鸣、呕吐、食不下。

【操作】斜刺0.5~0.8寸；可灸。

50 胃仓（BL50）Wèicāng

定位 在脊柱区，第12胸椎棘突下，后正中线旁开3寸

【取法】先确定第7胸椎棘突，再向下数5个骨性突起，即为第12胸椎棘突，其下旁开3寸处，即为胃仓穴。

【功效】健脾和胃，理气止痛，利水消肿。

【主治】胃脘痛、腹胀、消化不良、水肿、背痛。

【操作】斜刺0.5~0.8寸；可灸。

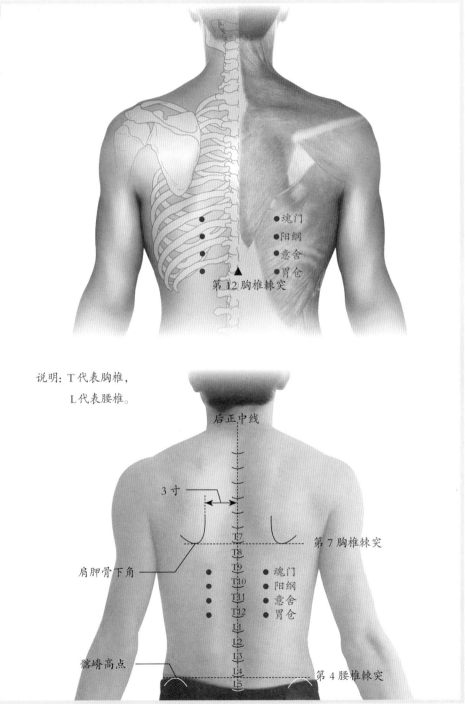

第 12 胸椎棘突

● 魂门
● 阳纲
● 意舍
● 胃仓

说明：T 代表胸椎，
　　　L 代表腰椎。

后正中线

3寸

第 7 胸椎棘突

肩胛骨下角

● 魂门
● 阳纲
● 意舍
● 胃仓

髂嵴高点

第 4 腰椎棘突

第●章　十四经穴

117

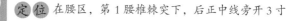

51 **肓门（BL51）**
Huāngmén

定位 在腰区，第 1 腰椎棘突下，后正中线旁开 3 寸

【取法】先确定第 4 腰椎棘突，再向上数 3 个骨性突起，即为第 1 腰椎棘突，其下旁开 3 寸处，即为肓门穴。

【功效】清热导滞，行气止痛，解郁散结。

【主治】腹痛、便秘、痞块、乳疾。

【操作】斜刺 0.5~0.8 寸；可灸。

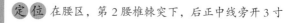

52 **志室（BL52）**
Zhìshì

定位 在腰区，第 2 腰椎棘突下，后正中线旁开 3 寸

【取法】先确定第 4 腰椎棘突，再向上数 2 个骨性突起，即为第 2 腰椎棘突，其下旁开 3 寸处，即为志室穴。

【功效】温肾助阳，利水消肿，活络止痛。

【主治】遗精、阳痿、阴痛、小便不利、水肿、腰脊强痛。

【操作】直刺 0.5~1 寸；可灸。

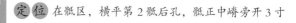

53 **胞肓（BL53）**
Bāohuāng

定位 在骶区，横平第 2 骶后孔，骶正中嵴旁开 3 寸

【取法】先确定平第 1 骶后孔的第 2、3 骶椎融合的痕迹处［见本经膀胱俞（BL28）的取法］，其下旁开 3 寸处，即为胞肓穴。

【功效】温运脾阳，通络止痛，利水消肿。

【主治】肠鸣、腹胀、腰痛、小便不利、阴肿。

【操作】直刺 0.8~1.2 寸；可灸。

54 **秩边（BL54）**
Zhìbiān ☆

定位 在骶区，横平第 4 骶后孔，骶正中嵴旁开 3 寸

【取法】先确定平第 4 骶后孔的第 4、5 骶椎融合的痕迹处［见本经白环俞（BL30）］的取法，其下旁开 3 寸处，即为秩边穴。

【功效】温经散寒，缓急止痛，清热利湿，化瘀止血。

【主治】腰腿痛、下肢痿痹、阴痛、痔疾。

【操作】直刺 1.5~3 寸；可灸。

取穴图解（第三版）

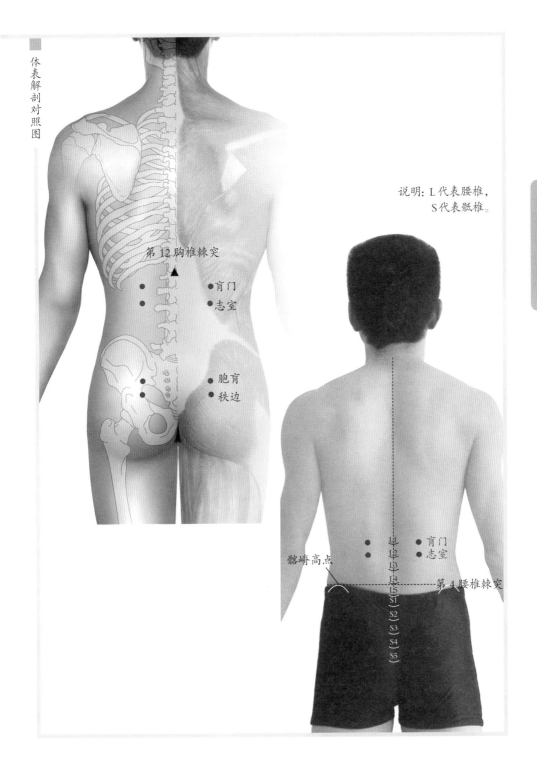

说明: L 代表腰椎,
　　　　S 代表骶椎。

第 12 胸椎棘突

肓门
志室

胞肓
秩边

肓门
志室

髂嵴高点

第 4 腰椎棘突

55 合阳（BL55）
Héyáng

定位 在小腿后区，腘横纹下2寸，腓肠肌内、外侧头之间

【取法】取俯卧位，小腿伸直，先确定委中穴（BL40），再确定承山穴（BL57），在两穴的连线上，委中穴下2寸处，即为合阳穴。

【功效】温经散寒，缓急止痛，通经活络，补虚调经。

【主治】腰脊强痛、下肢痿痹、疝气、崩漏。

【操作】直刺1~2寸；可灸。

56 承筋（BL56）
Chéngjīn

定位 在小腿后区，腘横纹下5寸，腓肠肌两肌腹之间

【取法】取俯卧位，小腿伸直，先确定委中穴（BL40），再确定承山穴（BL57），在两穴连线上，委中穴下5寸处，正当腓肠肌肌腹中央，即为承筋穴。

【功效】通经活络，缓急止痛，清热除湿，化瘀止血。

【主治】小腿痛、霍乱转筋、痔疾、腰背拘急。

【操作】直刺1~2寸；可灸。

57 承山（BL57）☆
Chéngshān ☆

定位 在小腿后区，腓肠肌两肌腹与肌腱交角处

【取法】伸直小腿或足跟上提时，腓肠肌肌腹下出现尖角凹陷中取穴（即腓肠肌内、外侧头分开的地方，呈"人"字形沟处）。

【功效】舒筋活络，温经散寒，缓急止痛，健脾理气，化瘀止血。

【主治】腰背痛、小腿转筋、痔疾、便秘、腹痛、疝气。

【操作】直刺1~2寸；可灸。

58 飞扬（BL58）
Fēiyáng 络穴

定位 在小腿后区，昆仑（BL60）直上7寸，腓肠肌外下缘与跟腱移行处

【取法】承山穴（BL57）外侧斜下方1寸处，下直昆仑穴（BL60）。

【功效】镇肝息风，涤痰开窍，舒筋活络，温经散寒，缓急止痛，化瘀止血。

【主治】头痛、目眩、鼻塞、腰背痛、腿软无力、痔瘘、癫狂。

【操作】直刺1~1.5寸；可灸。

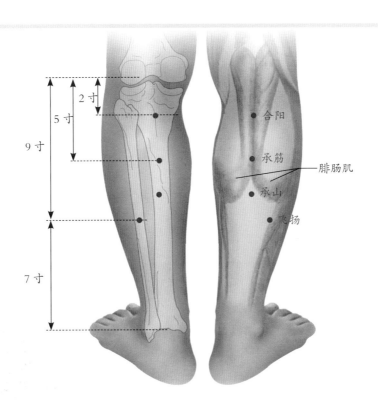

2 寸
5 寸
9 寸
7 寸

合阳
承筋
腓肠肌
承山
飞扬

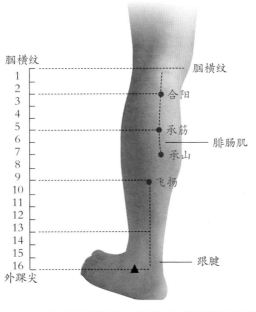

腘横纹

1
2
3
4
5
6
7
8
9
10
11
12
13
14
15
16

外踝尖

腘横纹
合阳
承筋
腓肠肌
承山
飞扬
跟腱

59 跗阳（BL59）
Fūyáng　阳跷脉郄穴

定位 在小腿后区，昆仑（BL60）直上 3 寸，腓骨与跟腱之间

【取法】先确定昆仑穴（BL60），其直上 3 寸处，即为附阳穴。

【功效】温经散寒，通络消肿，疏肝理气。

【主治】头重、头痛、腰腿痛、下肢瘫痪、外踝红肿。

【操作】直刺 0.8~1.2 寸；可灸。

60 昆仑（BL60）
Kūnlún　经穴☆

定位 在踝区，外踝尖与跟腱之间的凹陷中

【取法】伸直小腿，先找到外踝尖，即外踝突起最高点；再找到跟腱，即足踝后部的粗大肌腱。外踝尖与跟腱连线之间的凹陷处，即为昆仑穴。

【功效】舒筋活络，疏肝理气，清热凉血，温经散寒，缓急止痛，醒脑定志，下胎。

【主治】头痛、项强、目眩、鼻衄（鼻出血）、疟疾、肩背拘急、腰痛、脚跟痛、小儿病证、难产。

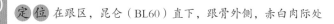

【操作】直刺 0.5~0.8 寸；可灸。

61 仆参（BL61）
Púcān

定位 在跟区，昆仑（BL60）直下，跟骨外侧，赤白肉际处

【取法】先确定昆仑穴（BL60），其直下，至足外侧皮肤颜色深浅交界处，即是仆参穴。

【功效】温经散寒，缓急止痛，舒筋活络，豁痰开窍，利水消肿。

【主治】下肢痿痹、足跟痛、霍乱转筋、癫痫、脚气、膝肿。

【操作】直刺 0.3~0.5 寸；可灸。

62 申脉（BL62）Shēnmài
八脉交会穴，通阳跷脉☆

定位 在踝区，外踝尖直下，外踝下缘与跟骨之间凹陷中

【取法】先找到外踝，即足部外侧踝关节，外踝直下的凹陷中，即是申脉穴。

【功效】豁痰开窍，安神定志，清肝泄热，通络止痛。

【主治】痫证、癫狂、头痛、失眠、眩晕、腰痛、目赤痛、项强。

【操作】直刺 0.3~0.5 寸；可灸。

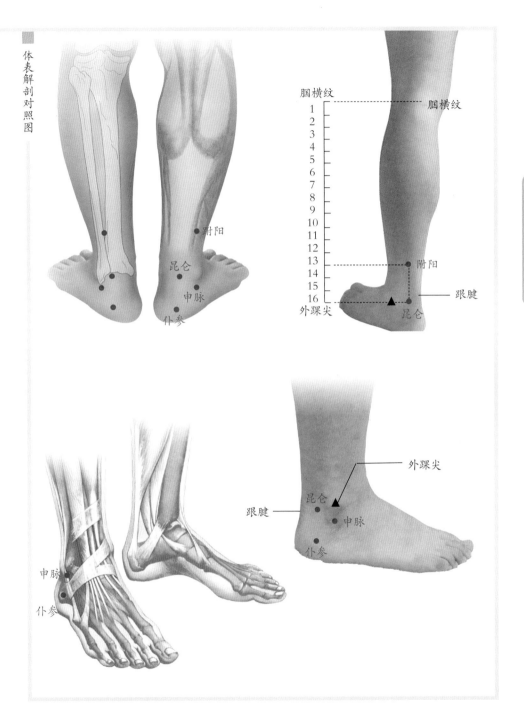

腘横纹

腘横纹

1
2
3
4
5
6
7
8
9
10
11
12
13
14
15
16

外踝尖

附阳

跟腱

昆仑

跗阳

昆仑

申脉

仆参

外踝尖

昆仑

跟腱

申脉

仆参

申脉

仆参

123

63 金门（BL63）
Jīnmén　郄穴

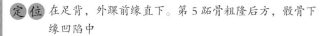

定位 在足背，外踝前缘直下。第5跖骨粗隆后方，骰骨下缘凹陷中

【取法】先确定外踝，即足部外侧踝关节，再找到外踝关节的前缘，从前缘直下，直到足部外侧皮肤深浅交界处，即为金门穴。

【功效】涤痰开窍，温经散寒，缓急止痛，镇惊息风。

【主治】癫痫、小儿惊风、腰痛、下肢痹痛。

【操作】直刺 0.2~0.4 寸；可灸。

64 京骨（BL64）
Jīnggǔ　原穴

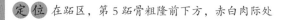

定位 在跖区，第5跖骨粗隆前下方，赤白肉际处

【取法】顺着足小趾向上触摸，经过足小趾与足部相连接的关节，即第5跖趾关节，再向上，就是第5跖骨。第5跖骨后部直下，皮肤颜色深浅交界处，即为京骨穴。

【功效】涤痰息风，开窍定痫，清肝明目，通络止痛。

【主治】头痛、项强、腰腿痛、目翳、癫痫。

【操作】直刺 0.3~0.5 寸；可灸。

65 束骨（BL65）
Shùgǔ　输穴

定位 在跖区，第5跖趾关节的近端，赤白肉际处

【取法】顺着足小趾向上触摸，摸到足小趾与足部相连接的关节，即第5跖趾关节。该关节的近端，皮肤颜色深浅交界处，即为束骨穴。

【功效】豁痰开窍，理气解郁，温经散寒，缓急止痛。

【主治】头痛、项强、目眩、癫狂、腰背痛、下肢后侧痛。

【操作】直刺 0.2~0.5 寸；可灸。

66 足通谷（BL66）
Zútōnggǔ　荥穴

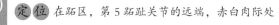

定位 在跖区，第5跖趾关节的远端，赤白肉际处

【取法】顺着足小趾向上触摸，摸到足小趾与足部相连接的关节，即第5跖趾关节。该关节的远端，皮肤颜色深浅交界处，即为足通谷穴。

【功效】清热止血，醒脑定志，缓急止痛。

【主治】头痛、项强、目眩、鼻衄（鼻出血）、癫狂。

【操作】直刺 0.2~0.3 寸；可灸。

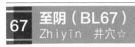 **67 至阴（BL67）**
Zhìyīn 井穴☆

定位 在足趾，小趾末节外侧，趾甲根角侧后方 0.1 寸（指寸）

【取法】 足小趾伸直，先确定外侧趾甲角，再旁开 0.1 寸处，即为至阴穴。

【功效】 清热疏风，理气调血，凉血止血，下胎。

【主治】 头痛、鼻塞、鼻衄（鼻出血）、目痛、胞衣不下、
胎位不正、难产。

【操作】 浅刺 0.1 寸。胎位不正用灸法。

体表解剖对照图

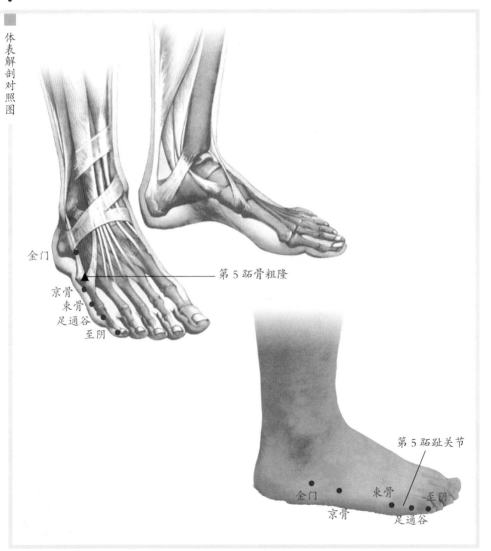

金门

京骨
束骨
足通谷
至阴

第 5 跖骨粗隆

第 5 跖趾关节

金门　束骨　至阴
京骨　　足通谷

（一）经脉循行

1. 循行路线

起于足小趾之下，斜向足心（涌泉），出于舟骨粗隆下，沿内踝后，进入

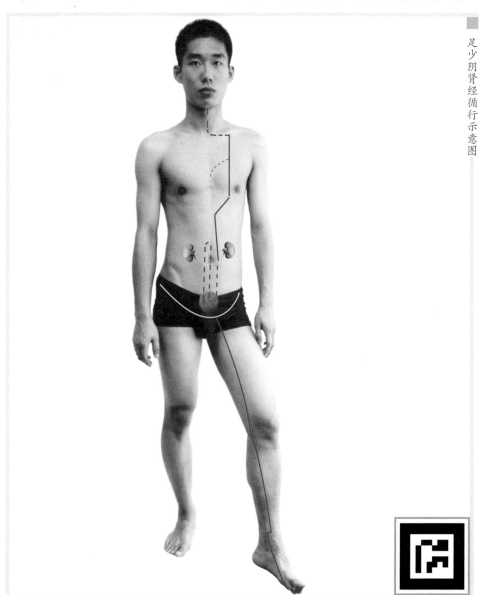

足少阴肾经循行示意图

足跟，再向上行于小腿内侧，出腘窝内侧，向上行股内后缘，通向脊柱（长强），属于肾（腧穴通路：还出于前，向上行腹部前正中线旁开 0.5 寸，胸部前正中线旁开 2 寸，终止于锁骨下缘俞府穴），联络膀胱。

肾脏部直行的脉：从肾上贯肝膈，入肺中，循着喉咙，上挟舌本。

肺部的支脉：从肺出来络心，注入胸中，与手厥阴心包经交接。

2. 联系脏器

肾、肝、肺、咽、心。

（三） 所属腧穴

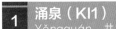

1 涌泉（KI1）
Yǒngquán　井穴☆

定位 在足底，屈足卷趾时足心最凹陷中

【取法】抬起脚，脚趾跖屈，足底最凹陷处；或除脚趾以外，在脚掌做一平分左右的正中线，再将该线 3 等分，前 1/3 与后 2/3 交点处，即为涌泉穴。

【功效】补脾益肾，镇惊息风，疏肝理气。

【主治】头痛、头晕、小便不利、便秘、小儿惊风、足心热、癫证、昏厥。

【操作】直刺 0.5~1 寸；可灸。

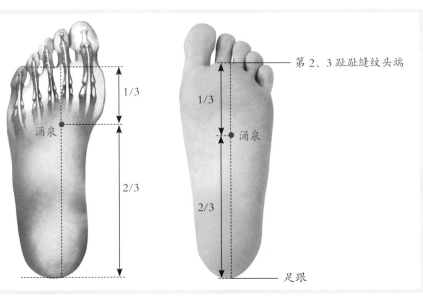

第 2、3 趾趾缝纹头端

足跟

体表解剖对照图

2 然谷（KI2）
Rángǔ　荥穴

定位 在足内侧，足舟骨粗隆下方，赤白肉际处

【取法】在足内踝前下方触及的骨性隆起为足舟骨粗隆，在其下方，皮肤颜色深浅交界处，即为然谷穴。

【功效】调补肝肾，固摄带脉，凉血止痉，祛风除湿，温经通络，清热退黄。

【主治】月经不调、带下、遗精、小便不利、泄泻、胸胁胀痛、咯血、小儿脐风（新生儿破伤风）、口噤不开、黄疸、下肢痿痹、足跗痛。

【操作】直刺 0.5~0.8 寸；可灸。

3 太溪（KI3）
Tàixī　输穴；原穴☆

定位 在踝区，内踝尖与跟腱之间的凹陷中

【取法】内踝隆起的最高点即为内踝尖，在足踝后部摸到的粗大肌腱，即为跟腱。内踝尖与跟腱之间的凹陷处，即为太溪穴。

【功效】镇肝息风，清热利咽，理气平喘，调肝补肾，养心安神，温肾助阳，通络止痛。

【主治】头痛目眩、咽喉肿痛、齿痛、耳聋、气喘、胸痛、咯血、消渴、月经不调、失眠、健忘、遗精、阳痿、小便频数、腰脊痛、下肢厥冷、内踝肿痛。

【操作】直刺 0.5~1 寸；可灸。

4 大钟（KI4）
Dàzhōng　络穴

定位 在跟区，内踝后下方，跟骨上缘，跟腱附着部前缘凹陷中

【取法】先取太溪穴（KI3），太溪穴的后下方，从太溪向下摸到足跟，其内侧前方凹陷处，即为大钟穴。

【功效】调补肝肾，清热凉血，醒脑开窍，通络止痛。

【主治】咯血、腰脊强痛、痴呆、嗜卧、月经不调、足跟痛。

【操作】直刺 0.3~0.5 寸；可灸。

5 水泉（KI5）
Shuǐquán　郄穴

定位 在跟区，太溪（KI3）直下 1 寸，跟骨结节内侧凹陷中

【取法】先取太溪穴（KI3），太溪穴直下 1 寸处，即为水泉穴。

【功效】调补肝肾，温经散寒，理气止痛。

【主治】月经不调、痛经、小便不利、腹痛、头昏目花。

【操作】直刺 0.3~0.5 寸；可灸。

6 **照海（KI6）Zhàohǎi**
八脉交会穴，通阴蹻脉☆

定位 在踝区，内踝尖下 1 寸，内踝下缘边际凹陷中

【取法】在足内侧，先找到内踝隆起的最高点即为内踝尖，其下方凹陷处，即为照海穴。

【功效】清热利咽，涤痰开窍，息风定痫，养心安神，补脾益肾，温经散寒。

【主治】痫证、失眠、小便不利、小便频数、咽干咽痛、目赤肿痛、月经不调、痛经、赤白带下。

【操作】直刺 0.5~1 寸；可灸。

体表解剖对照图

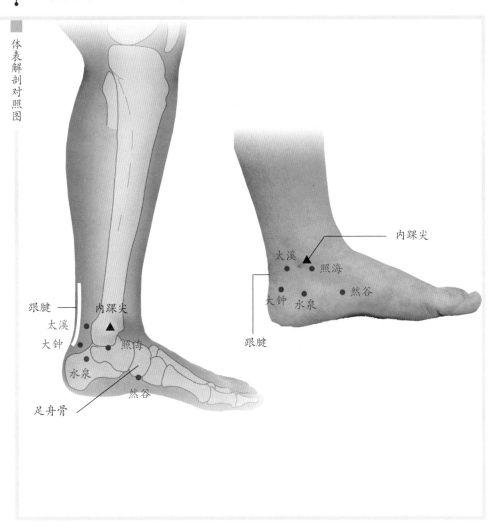

内踝尖

太溪 照海

然谷

大钟 水泉

跟腱

跟腱

太溪

内踝尖

大钟 照海

水泉

然谷

足舟骨

7 复溜（KI7） Fùliū 经穴　**定位** 在小腿内侧，内踝尖直上2寸，跟腱的前缘

【取法】先取太溪穴（KI3），其直上2寸处，足踝后部粗大的肌腱前方，即为复溜穴。

【功效】利湿除热，培补脾胃，滋养肝肾，活络止痛。

【主治】泄泻、肠鸣、水肿、腹胀、腿肿、足痿、盗汗、身热无汗、腰脊强痛。

【操作】直刺0.5~1寸；可灸。

8 交信（KI8） Jiāoxìn 阴跷脉郄穴　**定位** 在小腿内侧，内踝尖上2寸，胫骨内侧缘后际凹陷中

【取法】先取复溜穴（KI7），再水平向前量取0.5寸，小腿内侧粗大长骨内侧缘的后方处，即为交信穴。

【功效】补脾益肾，温阳通便，清热利湿，消肿止痛。

【主治】月经不调、崩漏、阴挺、泄泻、大便难、睾丸肿痛、五淋、疝气、阴痒、泻痢赤白和膝、股、腘内廉痛。

【操作】直刺0.6~1.2寸；可灸。

9 筑宾（KI9） Zhùbīn 阴维脉郄穴　**定位** 在小腿内侧，太溪（KI3）直上5寸，比目鱼肌与跟腱之间

【取法】先确定太溪穴（KI3），再确定阴谷穴（KI10），在两穴连线上，从太溪穴向上量取5寸，即为筑宾穴。屈膝，小腿抗阻力绷紧，胫骨内侧缘后呈现一条明显的纵形肌肉，即比目鱼肌。

【功效】豁痰开窍，息风定痫，降逆止呕，温经散寒，缓急止痛。

【主治】癫狂、痫证、呕吐、疝气、小腿内侧痛。

【操作】直刺1~1.5寸；可灸。

10 阴谷（KI10） Yīngǔ 合穴　**定位** 在膝后区，腘横纹上，半腱肌肌腱外侧缘

【取法】屈膝，膝盖后面的横纹，即为腘横纹。在腘横纹内侧端，屈膝时可以摸到腘窝处的一条明显的肌腱，在肌腱内侧处，即为阴谷穴。

【功效】补益肝肾，温经散寒，缓急止痛，醒脑定志。

【主治】阳痿、疝气、月经不调、崩漏、小便难、阴中痛、癫狂、膝股内侧痛。

【操作】直刺1~1.5寸；可灸。

取穴图解（第三版）

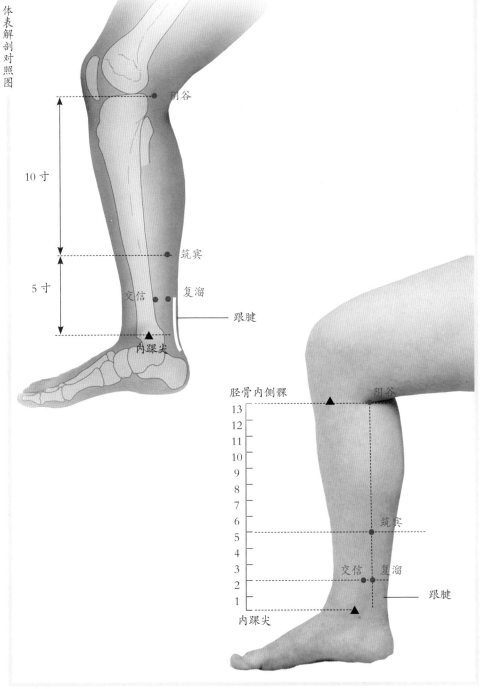

10寸

5寸

阴谷

筑宾

交信 复溜

跟腱

内踝尖

胫骨内侧髁 阴谷

13
12
11
10
9
8
7
6
5
4
3
2
1

筑宾

交信 复溜

跟腱

内踝尖

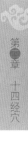

11 **横骨（KI11）**Hénggǔ 足少阴经、冲脉交会穴 **定位** 在下腹部，脐中下5寸，前正中线旁开0.5寸

【**取法**】平卧，充分暴露下腹部，肚脐中央下5寸，再旁开0.5寸处，即为横骨穴。

【**功效**】滋肾固涩，交通心肾，温经散寒，缓急止痛。

【**主治**】少腹胀痛、遗精、阳痿、遗尿、小便不利、疝气。

【**操作**】直刺1~1.5寸；可灸。

12 **大赫（KI12）**Dàhè 足少阴经、冲脉交会穴 **定位** 在下腹部，脐中下4寸，前正中线旁开0.5寸

【**取法**】平卧，充分暴露下腹部，肚脐中央下4寸，再旁开0.5寸处，即为大赫穴。

【**功效**】调补肝肾，健脾利湿，固摄带脉。

【**主治**】阴挺、遗精、带下、月经不调、痛经、泄泻。

【**操作**】直刺1~1.5寸；可灸。

13 **气穴（KI13）**Qìxué 足少阴经、冲脉交会穴 **定位** 在下腹部，脐中下3寸，前正中线旁开0.5寸

【**取法**】平卧，充分暴露下腹部，肚脐中央下3寸，再旁开0.5寸处，即为气穴穴。

【**功效**】调补肝肾，固摄带脉，健脾利湿。

【**主治**】月经不调、带下、小便不利、泄泻。

【**操作**】直刺1~1.5寸；可灸。

14 **四满（KI14）**Sìmǎn 足少阴经、冲脉交会穴 **定位** 在下腹部，脐中下2寸，前正中线旁开0.5寸

【**取法**】平卧，充分暴露下腹部，肚脐中央下2寸，再旁开0.5寸处，即为四满穴。

【**功效**】调补肝肾，固摄带脉，健脾利湿，温经散寒，缓急止痛。

【**主治**】月经不调、带下、遗尿、遗精、疝气、便秘、腹痛、水肿。

【**操作**】直刺1~1.5寸；可灸。

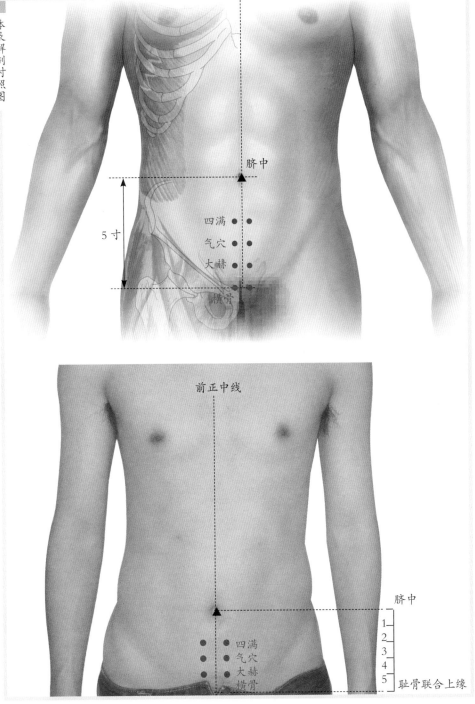

脐中

四满 · ·
气穴 · ·
大赫 · ·
横骨

5寸

前正中线

脐中

1
2
3
4
5 耻骨联合上缘

满
四 穴
气 赫
大 横
骨

15 中注（KI15）Zhōngzhù
足少阴经、冲脉交会穴

定位 在下腹部，脐中下1寸，前正中线旁开0.5寸

【取法】平卧，充分暴露下腹部，肚脐中央下1寸，再旁开0.5寸处，即为中注穴。

【功效】补脾益肾，缓急止痛。

【主治】月经不调、腹痛、便秘、泄泻。

【操作】直刺1~1.5寸；可灸。

16 肓俞（KI16）Huāngshū
足少阴经、冲脉交会穴

定位 在腹部，脐中旁开0.5寸

【取法】先确定肚脐中央，再旁开0.5寸处，即为肓俞穴。

【功效】温经散寒，理气止痛，健脾益气，和胃止呕。

【主治】腹痛、腹胀、呕吐、便秘、泄泻。

【操作】直刺1~1.5寸；可灸。

17 商曲（KI17）Shāngqū
足少阴经、冲脉交会穴

定位 在上腹部，脐中上2寸，前正中线旁开0.5寸

【取法】平卧，充分暴露腹部，脐中上2寸，再旁开0.5寸处，即为商曲穴。

【功效】温经散寒，理气止痛，健脾益气。

【主治】腹痛、泄泻、便秘。

【操作】直刺1~1.5寸；可灸。

18 石关（KI18）Shí guān
足少阴经、冲脉交会穴

定位 在上腹部，脐中上3寸，前正中线旁开0.5寸

【取法】平卧，充分暴露腹部，脐中上3寸，再旁开0.5寸处，即为石关穴。

【功效】降逆止呕，散寒止痛，健脾益气，温肾助阳。

【主治】呕吐、腹痛、便秘、不孕。

【操作】直刺1~1.5寸；可灸。

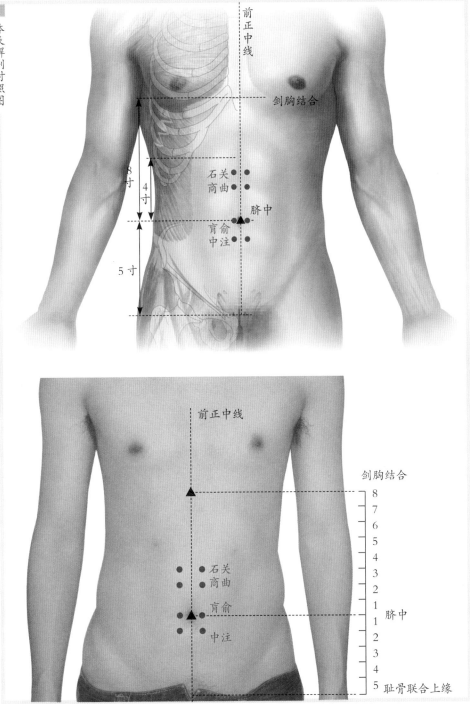

前正中线

剑胸结合

8寸

4寸

石关
商曲

脐中

肓俞
中注

5寸

前正中线

剑胸结合

8
7
6
5
4
3
2
1

石关
商曲

肓俞

脐中

中注

1
2
3
4
5 耻骨联合上缘

19 **阴都（KI19）** Yīndū
足少阴经、冲脉交会穴

定位 在上腹部，脐中上 4 寸，前正中线旁开 0.5 寸

【取法】平卧，充分暴露腹部，脐中上 4 寸，再旁开 0.5 寸处，即为阴都穴。
【功效】温肾助阳，温经散寒，理气止痛，健脾益气。
【主治】腹痛、腹泻、月经不调、不孕、便秘。
【操作】直刺 1~1.5 寸；可灸。

20 **腹通谷（KI20）** Fùtōnggǔ
足少阴经、冲脉交会穴

定位 在上腹部，脐中上 5 寸，前正中线旁开 0.5 寸

【取法】平卧，充分暴露腹部，脐中上 5 寸，再旁开 0.5 寸处，即为腹通谷穴。
【功效】温经散寒，理气止痛，和胃止呕。
【主治】腹胀、腹痛、呕吐。
【操作】直刺 0.5~1 寸；可灸。

21 **幽门（KI21）** Yōumén
足少阴经、冲脉交会穴

定位 在上腹部，脐中上 6 寸，前正中线旁开 0.5 寸

【取法】平卧，充分暴露腹部，脐中上 6 寸，再旁开 0.5 寸处，即为幽门穴。
【功效】温经散寒，理气止痛，和胃止呕，温阳固涩。
【主治】腹胀、腹痛、呕吐、泄泻。
【操作】直刺 0.5~1 寸；可灸。本穴不可深刺，以免伤及肝脏。

22 **步廊（KI22）** Bùláng

定位 在胸部，第 5 肋间隙，前正中线旁开 2 寸

【取法】平卧，充分暴露胸部，先找到第 5 肋间隙。胸部锁骨下平胸骨角处为第 2 肋，向下数至第 5 肋下方即是第 5 肋间隙，再旁开 2 寸处，即为步廊穴。
【功效】止咳平喘，宽胸理气，降逆止呕，清热解毒，消肿散结。
【主治】胸痛、咳嗽、气喘、呕吐、乳痈（急性乳腺炎）。
【操作】斜刺或平刺 0.5~0.8 寸；可灸。本经胸部诸穴不可深刺，以免伤及内脏。

取穴图解（第三版）

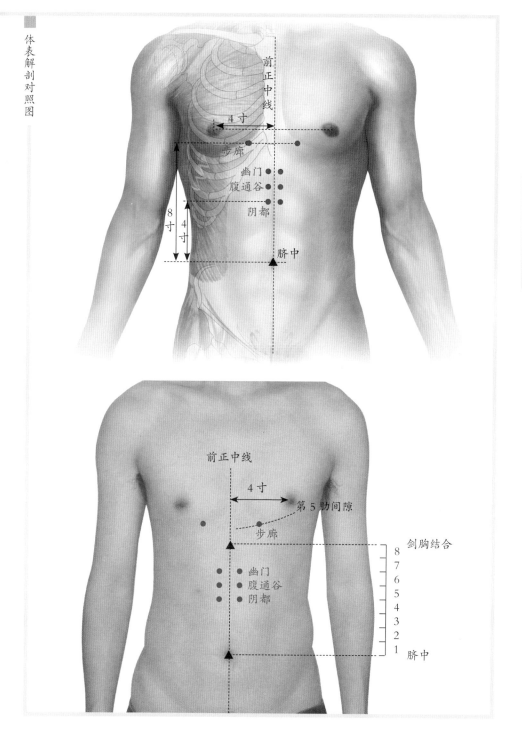

前正中线

4寸

步廊

幽门
腹通谷

阴都

8寸

4寸
4寸

脐中

前正中线

4寸

第5肋间隙

步廊

剑胸结合

幽门
腹通谷
阴都

8
7
6
5
4
3
2
1

脐中

23 神封（KI23）
Shénfēng

定位 在胸部，第 4 肋间隙，前正中线旁开 2 寸

【取法】平卧，充分暴露胸部，先找到第 4 肋间隙。胸部锁骨下平胸骨角
处为第 2 肋，向下数至第 4 肋下方即是第 4 肋间隙，再旁开 2 寸处，
即为神封穴。

【功效】止咳平喘，疏肝理气，健脾和胃，化积消滞，消肿散结。

【主治】咳嗽、气喘、胸胁支满、呕吐、不嗜食、乳痈（急性乳腺炎）。

【操作】斜刺或平刺 0.5~0.8 寸；可灸。

24 灵墟（KI24）
Língxū

定位 在胸部，第 3 肋间隙，前正中线旁开 2 寸

【取法】平卧，充分暴露胸部，先找到第 3 肋间隙。胸部锁骨下平胸骨角
处为第 2 肋，向下数至第 3 肋下方即是第 3 肋间隙，再旁开 2 寸处，
即为灵墟穴。

【功效】疏风止咳，祛痰平喘，理气止痛，健脾和胃，消肿散结。

【主治】咳嗽、气喘、痰多、胸胁胀痛、呕吐、乳痈（急性乳腺炎）。

【操作】斜刺或平刺 0.5~0.8 寸；可灸。

25 神藏（KI25）
Shéncáng

定位 在胸部，第 2 肋间隙，前正中线旁开 2 寸

【取法】平卧，充分暴露胸部，先找到第 2 肋间隙。胸部锁骨下平胸骨角
处为第 2 肋，其下方即是第 2 肋间隙，再旁开 2 寸处，即为神藏穴。

【功效】止咳平喘，理气止痛，健脾和胃。

【主治】咳嗽、气喘、胸痛、烦满、呕吐、不嗜食。

【操作】斜刺或平刺 0.5~0.8 寸；可灸。

26 彧中（KI26）
Yùzhōng

定位 在胸部，第 1 肋间隙，前正中线旁开 2 寸

【取法】平卧，充分暴露胸部，先找到第 1 肋间隙。胸部锁骨下平胸骨角
处为第 2 肋，其上方即是第 1 肋间隙，再旁开 2 寸处，即为彧中穴。

【功效】止咳平喘，理气除满，健脾开胃。

【主治】咳嗽、气喘、胸胁胀满、不嗜食。

【操作】斜刺或平刺 0.5~0.8 寸；可灸。

27 俞府（KI27）
Shūfǔ

定位 在胸部，锁骨下缘，前正中线旁开 2 寸

【取法】平卧，充分暴露胸部，在锁骨下缘再旁开 2 寸处，即为俞府穴。

【功效】止咳平喘，理气止痛，健脾和胃。

【主治】咳嗽、气喘、胸痛、呕吐、不嗜食。

【操作】斜刺或平刺 0.5~0.8 寸；可灸。

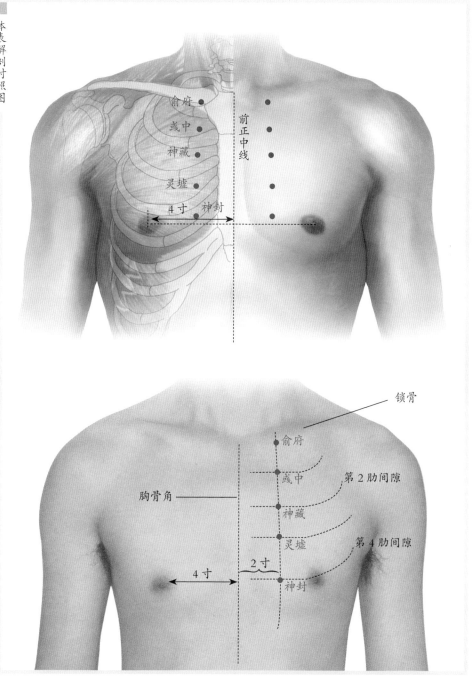

俞府

彧中

神藏

灵墟

前正中线

4 寸 神封

锁骨

俞府

彧中 第 2 肋间隙

胸骨角

神藏

灵墟 第 4 肋间隙

4 寸 2 寸

神封

九、手厥阴心包经（PC） Pericardium Meridian of Hand-Jueyin

（一）经脉循行

1. 循行路线

起于胸中，出属心包络，向下通过膈肌，从胸至腹依次联络上、中、下三焦。

胸部支脉：沿着胸中，出于胁部，至腋下 3 寸处（天池），上行抵腋窝中，沿上臂内侧，行于手太阴和手少阴之间，进入肘窝中，向下行于前臂的两筋（桡侧腕屈肌腱与掌长肌腱）之间，进入掌中，沿着中指到指端（中冲）。

掌中支脉：从劳宫分出，沿环指（无名指）到指端，与手少阳三焦经相接。

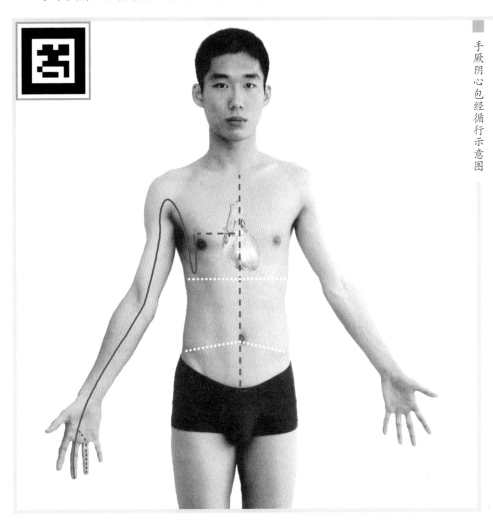

手厥阴心包经循行示意图

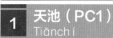

2.联系脏器

三焦、心、胃、肝、肺。

（二）所属腧穴

1 天池（PC1）
Tiānchí

定位 在胸部，第 4 肋间隙，前正中线旁开 5 寸

【取法】平卧，充分暴露胸部，胸部锁骨下平胸骨角处为第 2 肋，向下数至第 4 肋下方，再从前正中线旁开 5 寸处，即为天池穴。

【功效】止咳平喘，疏肝理气，养心安神。

【主治】咳嗽、气喘、胸闷、心烦、胁肋疼痛。

【操作】斜刺或平刺 0.5~0.8 寸，不可深刺，以免伤及肺脏；可灸。

体表解剖对照图

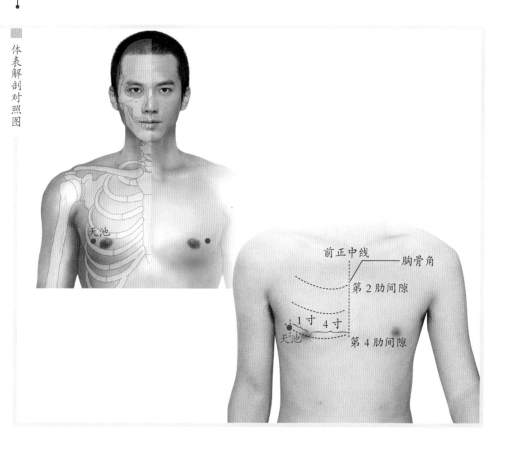

2 天泉（PC2）
Tiānquán

定位 在臂前区，腋前纹头下2寸，肱二头肌的长、短头之间

【**取法**】充分暴露上臂，在臂内侧中间，腋前横纹头下2寸处，即为天泉穴。

【**功效**】宣肺止咳，疏肝理气，通络止痛。

【**主治**】心痛、咳嗽、胸胁胀痛、臂痛。

【**操作**】直刺0.5~0.8寸；可灸。

3 曲泽（PC3）
Qūzé　合穴

定位 在肘前区，肘横纹上，肱二头肌腱的尺侧缘凹陷中

【**取法**】暴露上臂，在肘横纹中央，有一明显肌腱，为肱二头肌腱。以肘横纹为水平线，以肱二头肌腱的内侧缘为垂直线，两线相交处，即为曲泽穴。

【**功效**】定悸止惊，通脉止痛，健脾和胃，清泻风热。

【**主治**】心痛、心悸、胃痛、呕吐、泄泻、热病、肘臂挛痛。

【**操作**】直刺0.8~1寸；或用三棱针点刺出血。

4 郄门（PC4）
Xìmén　郄穴

定位 在前臂前区，腕掌侧远端横纹上5寸，掌长肌腱与桡侧腕屈肌腱之间

【**取法**】先找到曲泽穴（PC3），再找到大陵穴（PC7），在两穴连线上，腕横纹上5寸处，即为郄门穴。

【**功效**】定悸止惊，涤痰开窍，凉血止血。

【**主治**】心痛、心悸、呕血、咯血、癫痫。

【**操作**】直刺0.5~1寸；可灸。

5 间使（PC5）
Jiānshǐ　经穴

定位 在前臂前区，腕掌侧远端横纹上3寸，掌长肌腱与桡侧腕屈肌腱之间

【**取法**】先找到曲泽穴（PC3），再找到大陵穴（PC7），在两穴连线上，腕横纹上3寸，前臂掌侧两条肌腱（握拳并向掌侧屈曲时明显可见）之间处，即为间使穴。

【**功效**】定悸止惊，涤痰开窍，清热利湿，凉血止血，和解少阳，祛邪截疟。

【**主治**】心痛、心悸、胃痛、呕血、热病、疟疾、癫狂病、臂痛。

【**操作**】直刺0.5~1寸；可灸。

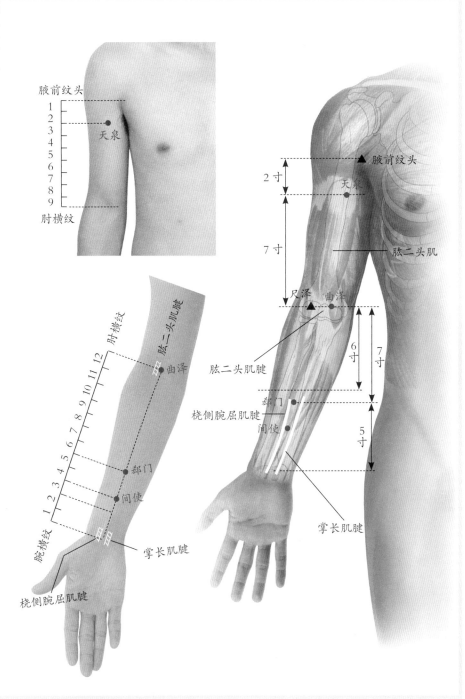

腋前纹头

1
2
3
4
5
6
7
8
9

天泉

肘横纹

肘横纹

肱二头肌肌腱

曲泽

12
11
10
9
8
7
6
5
4
3
2
1

郄门

间使

腕横纹

掌长肌腱

桡侧腕屈肌腱

腋前纹头

天泉

2寸

7寸

肱二头肌

尺泽   曲泽

肱二头肌腱

6寸   7寸

郄门

桡侧腕屈肌腱

间使

5寸

掌长肌腱

6 **内关（PC6）** Nèiguān
络穴；八脉交会穴，通阴维脉☆

定位 在前臂前区，腕掌侧远端横纹上2寸，掌长肌腱与桡侧腕屈肌腱之间

【取法】先找到曲泽穴（PC3），再找到大陵穴（PC7），在两穴连线上，腕横纹上2寸,前臂掌侧两条肌腱(握拳并向掌侧屈曲时明显可见)之间处，即为内关穴。

【功效】定悸止惊，涤痰开窍，宽胸理气，和胃降逆，养心安神，祛风除湿，通络止痛。

【主治】心痛、心悸、胸闷、胸痛、胃痛、呕吐、呃逆、癫痫、热病、上肢痹痛、偏瘫、失眠、眩晕、偏头痛。

【操作】直刺0.5~1寸；可灸。

7 **大陵（PC7）**
Dàlíng 输穴；原穴☆

定位 在腕前区，腕掌侧远端横纹中，掌长肌腱与桡侧腕屈肌腱之间

【取法】伸出手臂，手掌与手臂连接处，最靠近手掌的横纹，即为腕横纹。在腕横纹的中点，两条肌腱（握拳并向掌侧屈曲时明显可见）之间处，即为大陵穴。

【功效】定悸止惊，涤痰开窍，理气止痛，降逆止呕，行气和血，通经活络。

【主治】心痛、心悸、胃痛、呕吐、癫狂、疮疡、胸胁痛、桡腕关节疼痛。

【操作】直刺0.3~0.5寸；可灸。

8 **劳宫（PC8）**
Láogōng 荥穴

定位 在掌区，横平第3掌指关节近端，第2、3掌骨之间偏于第3掌骨

【取法】自然握拳，中指尖与掌心接触的地方，即为劳宫穴。

【功效】涤痰开窍，和胃降逆，清热凉血。

【主治】心痛、呕吐、癫狂痫、口疮、口臭。

【操作】直刺0.3~0.5寸；可灸。

9 **中冲（PC9）**
Zhōngchōng 井穴☆

定位 在手指，中指末节最高点

【取法】在手中指靠近指甲游离缘处，手指尖端中央，即为中冲穴。

【功效】涤痰开窍，清热消肿，苏厥醒神。

【主治】心痛、昏迷、舌强肿痛、热病、小儿夜啼、中暑、昏厥。

【操作】浅刺0.1寸，或用三棱针点刺出血。

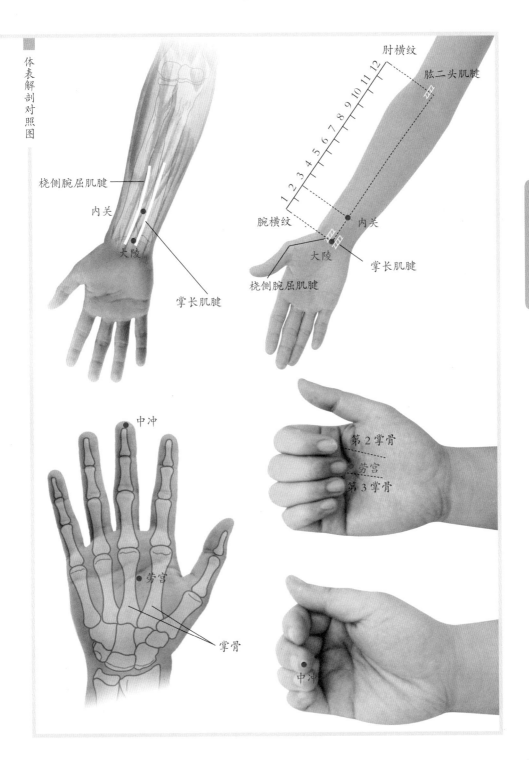

桡侧腕屈肌腱

内关

大陵

掌长肌腱

肘横纹

肱二头肌腱

1 2 3 4 5 6 7 8 9 10 11 12

腕横纹

内关

大陵

掌长肌腱

桡侧腕屈肌腱

中冲

第2掌骨

劳宫

第3掌骨

劳宫

掌骨

中冲

十、手少阳三焦经（TE） Triple Energizer Meridian of Hand-Shaoyang

【（一） 经脉循行】

1. 循行路线

　　起于环指（无名指）末端（关冲），上行于小指与环指（无名指）之间，沿着手背，出于前臂外侧尺骨和桡骨之间，向上通过肘尖，沿上臂外侧，上

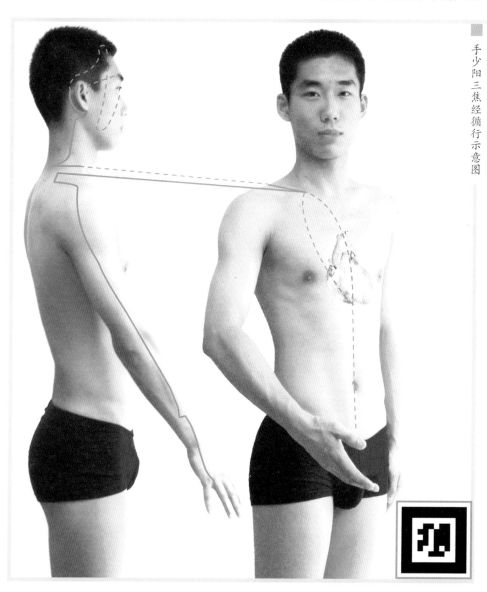

手少阳三焦经循行示意图

达肩部，交出足少阳经的后面，向上进入缺盆，分布于胸中，散络于心包，向下通过膈肌，从胸至腹属上、中、下三焦。

胸中支脉：从胸向上，出于缺盆部，上走颈旁，连系耳后，沿耳后直上，出于耳部，上行额角，再屈而下行至面颊部，到达眼下部。

耳部支脉：从耳后进入耳中，出走耳前，与前脉交叉于面颊部，到达目外眦（丝竹空之下），与足少阳胆经相接。

2. 联系脏器

肾、肝、咽、大肠。

（三）所属腧穴

1 关冲（TE1）
Guānchōng 井穴

定位 在手指，第4指末节尺侧，指甲根角侧上方0.1寸（指寸）

【取法】环指（无名指）伸直，先确定靠近小指侧的指甲角，再旁开0.1寸处，即为关冲穴。

【功效】清肝泻火，豁痰开窍，通络止痛，清泻风热。

【主治】头痛、目赤、耳聋、喉痹、热病、昏厥。

【操作】浅刺0.1寸，或用三棱针点刺出血。

体表解剖对照图

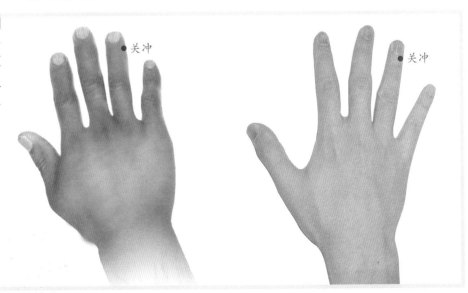

关冲　　　关冲

2　液门（TE2）
Yèmén　荥穴

【定位】在手背，第4、5指间，指蹼缘上方赤白肉际凹陷中

【取法】自然握拳，找到手背第4、5掌指关节，在两个关节中点远端，皮肤颜色深浅交界处，即为液门穴。

【功效】清肝泻火，豁痰开窍，通络止痛，清热利咽，祛邪截疟。

【主治】头痛、目赤、耳聋、耳鸣、喉痹、疟疾、手臂痛。

【操作】直刺0.3~0.5寸；可灸。

3　中渚（TE3）
Zhōngzhǔ　输穴

【定位】在手背，第4、5掌骨间，第4掌指关节近端凹陷中

【取法】自然握拳，找到手背第4、5掌指关节，在两个关节中点近端的凹陷处，即为中渚穴。

【功效】清肝泻火，豁痰开窍，通络止痛，清热利咽。

【主治】头痛、目赤、耳聋、耳鸣、喉痹、热病、手指不能屈伸。

【操作】直刺0.3~0.5寸；可灸。

4　阳池（TE4）
Yángchí　原穴

【定位】在腕后区，腕背侧远端横纹上，指伸肌腱的尺侧缘凹陷中

【取法】手掌伸直，微微用力背伸，可以在腕背横纹中看到一个明显的肌腱，在该肌腱的小指侧凹陷处，即为阳池穴。

【功效】清热消肿，散郁止痛，豁痰开窍，活血通络，祛邪截疟，养阴生津。

【主治】目赤肿痛、耳聋、喉痹、疟疾、消渴、腕痛。

【操作】直刺0.3~0.5寸；可灸。

5　外关（TE5）Wàiguān
络穴；八脉交会穴，通阳维脉☆

【定位】在前臂后区，腕背侧远端横纹上2寸，尺骨与桡骨间隙中点

【取法】暴露前臂，在前臂背侧，先找到阳池穴（TE4），再屈肘找到肘尖，于腕背横纹上2寸，两骨头之间处，即为外关穴。

【功效】清热消肿，散郁止痛，豁痰开窍，通络散结，养阴生津，疏肝理气。

【主治】热病、头痛、颊痛、目赤肿痛、耳鸣、耳聋、瘰疬（颈部淋巴结结核）、胁肋痛、上肢痹痛。

【操作】直刺0.5~1寸；可灸。

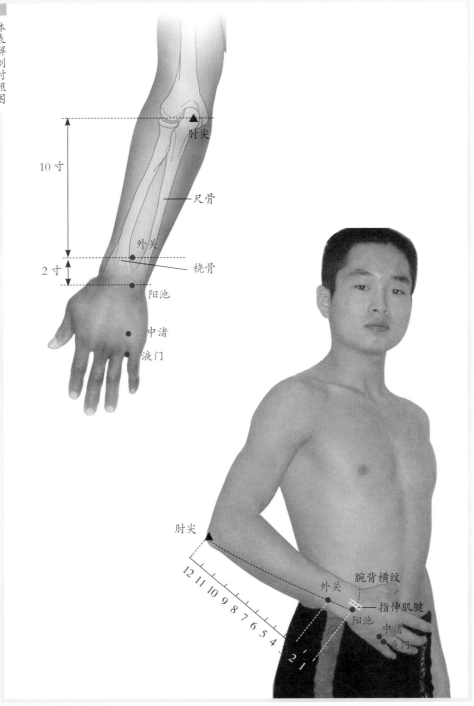

肘尖

10 寸

尺骨

外关

桡骨

2 寸

阳池

中渚

液门

肘尖

12 11 10 9 8 7 6 5 4 3 2 1

外关

腕背横纹

指伸肌腱

阳池

中渚

液门

6 **支沟（TE6）** Zhīgōu 经穴☆ **定位** 在前臂后区，腕背侧远端横纹上3寸，尺骨与桡骨间隙中点

【取法】暴露前臂，在前臂背侧，先找到阳池穴（TE4），再屈肘找到肘尖，于腕背横纹上3寸，两骨头之间处，即为支沟穴。

【功效】豁痰开窍，通络散结，疏肝理气，活血止痛，养阴生津。

【主治】耳鸣、耳聋、暴喑、瘰疬（颈部淋巴结结核）、胁肋痛、便秘、热病。

【操作】直刺0.5~1寸；可灸。

7 **会宗（TE7）** Huìzōng 郄穴 **定位** 在前臂后区，腕背侧远端横纹上3寸，尺骨的桡侧缘

【取法】先取支沟穴（TE6），再向外触摸到骨头内侧，即为会宗穴。

【功效】清肝泻火，豁痰开窍，温通经脉。

【主治】耳聋、癫痫、上肢痹痛。

【操作】直刺0.5~1寸；可灸。

8 **三阳络（TE8）** Sānyángluò **定位** 在前臂后区，腕背侧远端横纹上4寸，尺骨与桡骨间隙中点

【取法】尺骨与桡骨之间，阳池穴（TE4）与肘尖穴（EX-UE1）连线的上2/3与下1/3的交点处。

【功效】清肝泻火，豁痰开窍，疏风清热，通络止痛。

【主治】耳聋、暴喑、齿痛、上肢痹痛。

【操作】直刺0.8~1.2寸；可灸。

9 **四渎（TE9）** Sìdú **定位** 在前臂后区，肘尖（EX-UE1）下5寸，尺骨与桡骨间隙中点

【取法】先找到阳池穴（TE4），再屈肘找到肘尖，于肘尖下5寸，两骨头之间处，即为四渎穴。

【功效】清肝泻火，豁痰开窍，疏风清热，通络止痛。

【主治】耳聋、暴喑、齿痛、手臂痛。

【操作】直刺0.5~1寸；可灸。

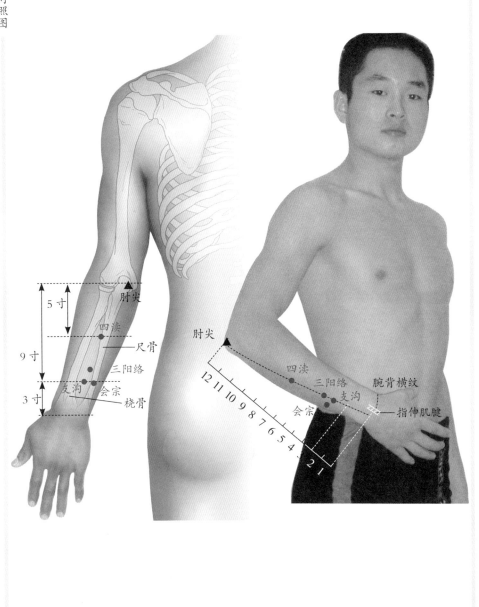

10 天井（TE10）
Tiānjǐng 合穴

【定位】在肘后区，肘尖（EX-UE1）上1寸凹陷中

【取法】先屈肘找到肘尖，再垂直向上量取1寸，其凹陷处，即为天井穴。

【功效】疏风通络，疏肝散结，清肝泻火，豁痰开窍。

【主治】偏头痛、耳聋、瘰疬（颈部淋巴结结核）、胸胁痛、癫痫。

【操作】直刺0.5~1寸；可灸。

11 清冷渊（TE11）
Qīnglíngyuān

【定位】在臂后区，肘尖（EX-UE1）与肩峰角连线上，肘尖（EX-UE1）上2寸

【取法】先取天井穴（TE10），再垂直向上量取1寸处，即为清冷渊穴。

【功效】活血化瘀，通络止痛，利胆退黄。

【主治】头痛、目黄、上肢痹痛。

【操作】直刺0.5~1寸；可灸。

12 消泺（TE12）
Xiāoluò

【定位】在臂后区，肘尖（EX-UE1）与肩峰角连线上，肘尖（EX-UE1）上5寸

【取法】先取清冷渊穴（TE11），再取臑会穴（TE13），两穴连线的中点处，即为消泺穴。

【功效】活血化瘀，清热泻火，通络止痛。

【主治】头痛、齿痛、项强、肩背痛。

【操作】直刺1~1.5寸；可灸。。

13 臑会（TE13）
Nàohuì

【定位】在臂后区，肩峰角下3寸，三角肌的后下缘

【取法】暴露上臂外侧，先屈肘找到肘尖，再找到肩髎穴（TE14），在二者连线上，从肩髎穴向下量取3寸，上臂上外侧肌肉的后下缘处，即为臑会穴。

【功效】疏肝散结，通络止痛。

【主治】瘿气、瘰疬（颈部淋巴结结核）、上肢痹痛。

【操作】直刺1~1.5寸；可灸。

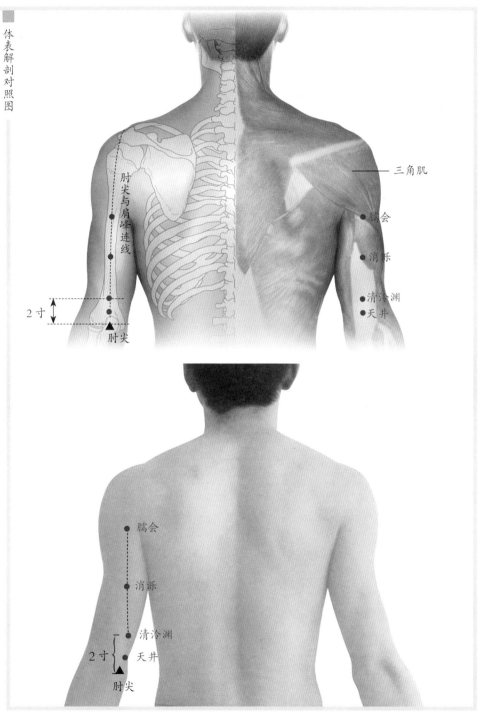

三角肌

臑会

消泺

清冷渊
天井

肘尖与肩峰连线

2寸

肘尖

臑会

消泺

清冷渊
天井

2寸

肘尖

14 肩髎（TE14）
Jiānliáo

定位 在三角肌区，肩峰角与肱骨大结节两骨间凹陷中

【取法】外展上臂，肩膀后下方呈现凹陷处，即为肩髎穴。
【功效】通络止痛。
【主治】臂痛、肩痛不能举。
【操作】向肩关节直刺 1~1.5 寸；可灸。

15 天髎（TE15）
Tiānliáo

定位 在肩胛区，肩胛骨上角骨际凹陷中

【取法】正坐垂肩，在肩胛部，先找到肩井穴（GB21），再找到曲垣穴（SI13），
两穴的连线中点即为本穴。
【功效】疏风通络，缓急止痛。
【主治】肩臂痛、颈项强直。
【操作】直刺 0.5~0.8 寸；可灸。

16 天牖（TE16）
Tiānyǒu

定位 在颈部，横平下颌角，胸锁乳突肌的后缘凹陷中

【取法】找到下颌角，作水平线，其与胸锁乳突肌后缘相交处，即为天牖穴。
【功效】平肝息风，通络止痛，豁痰开窍。
【主治】头痛、头晕、目痛、耳聋、瘰疬（颈部淋巴结结核）、项强。
【操作】直刺 0.5~1 寸；可灸。

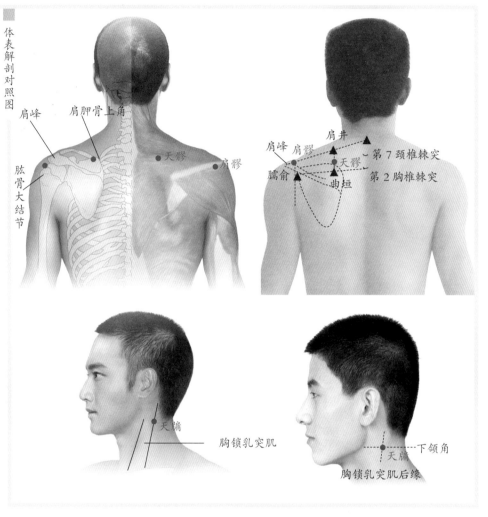

肩峰　肩胛骨上角

肱骨大结节

天髎　肩髎

肩峰　肩髎　肩井

臑俞　曲垣　天髎

第 7 颈椎棘突

第 2 胸椎棘突

天髎　胸锁乳突肌

天牖　下颌角

胸锁乳突肌后缘

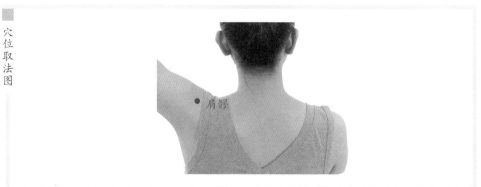

肩髎

17 **翳风（TE17）**
Yìfēng ☆

定位 在颈部，耳垂后方，乳突下端前方凹陷中

【取法】头部偏向一侧，将耳垂下压，所覆盖范围中的凹陷处，即为翳风穴。

【功效】豁痰开窍，疏肝散结，清热泻火，祛风通络。

【主治】耳鸣、耳聋、口眼喎斜、牙关紧闭、齿痛、颊肿、瘰疬（颈部淋巴结结核）。

【操作】直刺 0.8~1.2 寸；可灸。

18 **瘛脉（TE18）**
Chìmài

定位 在头部，乳突中央，角孙（TE20）与翳风（TE17）沿耳轮弧形连线的上 2/3 与下 1/3 的交点处

【取法】在耳后，先找到角孙穴（TE20），再找到翳风穴（TE17），沿耳轮做弧形连线，将该连线 3 等分，在中、下 1/3 的交点处，即为瘛脉穴。

【功效】镇惊息风，通络止痛，豁痰开窍。

【主治】头痛、耳鸣、耳聋、小儿惊风。

【操作】平刺 0.3~0.5 寸，或点刺出血；可灸。

19 **颅息（TE19）**
Lúxī

定位 在头部，角孙（TE20）与翳风（TE17）沿耳轮弧形连线的上 1/3 与下 2/3 的交点处

【取法】沿耳轮作角孙穴至翳风穴之间的弧形连线，将该连线 3 等分，在上、中 1/3 的交点处，即为颅息穴。

【功效】镇惊息风，通络止痛，豁痰开窍。

【主治】头痛、耳鸣、耳聋、小儿惊风。

【操作】平刺 0.3~0.5 寸；可灸。

20 **角孙（TE20）**
Jiǎosūn

定位 在头部，耳尖正对发际处

【取法】在头部，将耳郭向前折，找到耳尖，在耳尖直上入发际处，即为角孙穴。

【功效】清肝泻火，明目退翳，舒筋活络。

【主治】颊肿、目翳、齿痛、项强。

【操作】平刺 0.3~0.5 寸；可灸。

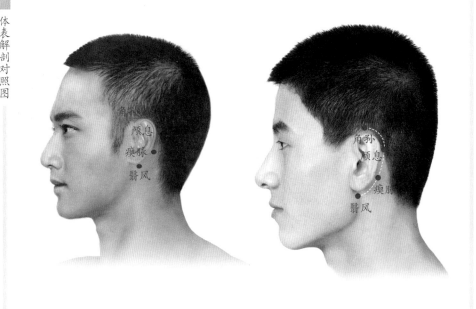

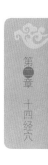

穴位取法图

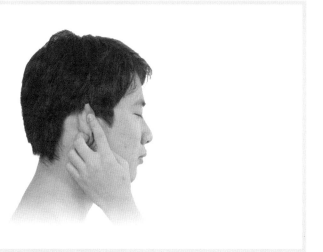

21 耳门（TE21）Ěrmén

定位 在耳区，耳屏上切迹与下颌骨髁突之间的凹陷中

【取法】在面部，先找到耳屏，即耳朵前面的小珠样解剖标志。在耳屏上缘的前方，张口有凹陷处，即为耳门穴。

【功效】平肝息风，豁痰开窍，清热泻火。

【主治】耳鸣、耳聋、聤耳（化脓性中耳炎）、齿痛。

【操作】张口，直刺 0.5~1 寸；可灸。

22 耳和髎（TE22）Erhéliáo

定位 在头部，鬓发后缘，耳郭根的前方，颞浅动脉的后缘

【取法】在头侧部，先找到鬓发后缘，作垂直线；再找到耳郭上缘与头交接处，即耳郭根，作水平线，两线相交处，即为耳和髎穴。

【功效】豁痰开窍，祛风通络。

【主治】头痛、耳鸣、牙关紧闭、口㖞。

【操作】避开动脉，斜刺或平刺 0.3~0.5 寸；可灸。

23 丝竹空（TE23）Sīzhúkōng

定位 在面部，眉梢凹陷中

【取法】在面部，眉毛外侧端凹陷处，即为丝竹空穴。

【功效】清热消肿，散郁止痛，涤痰息风。

【主治】头痛、目赤肿痛、眼睑瞤动、齿痛、癫狂痫。

【操作】平刺 0.5~1 寸；可灸。

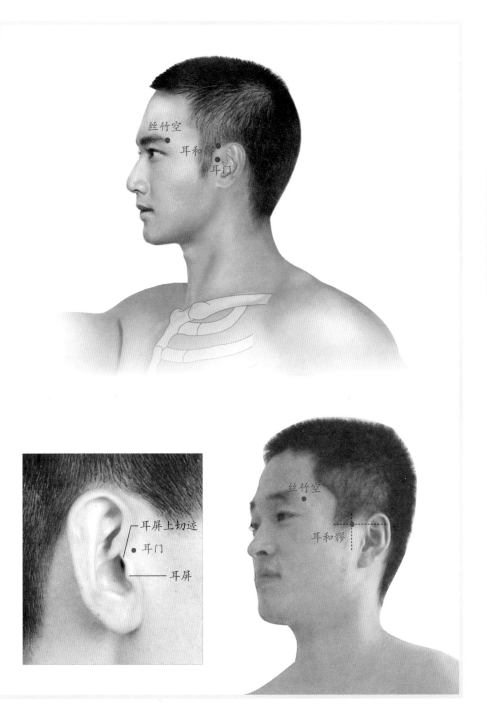

丝竹空

耳和髎
耳门

耳屏上切迹
耳门
耳屏

丝竹空

耳和髎

十一、足少阳胆经（GB）

（一）经脉循行

1. 循行路线

起于目外眦（瞳子髎），上行到额角，下耳后，沿颈旁，行手少阳三焦经之前，至肩上退后，交出手少阳三焦经之后，向下进入缺盆。

耳后支脉：从耳后进入耳中，出走耳前，至目外眦后方。

外眦部支脉：从目外眦处分出，下走大迎，会合手少阳三焦经到达目眶下，下行经颊车，于颈部向下会合前脉于缺盆，然后向下进入胸中，通过膈肌，络于肝，属于胆，沿着胁肋内，出于少腹两侧腹股沟动脉部，绕阴部毛际，横行进入髋关节部。

缺盆部直行脉：从缺盆下行腋下，沿胸侧，经过季胁，下行会合前脉于髋关节部，再向下沿着大腿外侧，出膝外侧，下行经腓骨前面，直下到达腓骨下段，下出外踝之前，沿足背部，进入第4趾外侧端。

足背部支脉：从足背分出，沿第1、2跖骨间，出于大趾端，穿过趾甲，回过来到趾甲后的毫毛部（大敦），与足厥阴肝经相接。

2. 联系脏器

肝、胆、目、肾、咽。

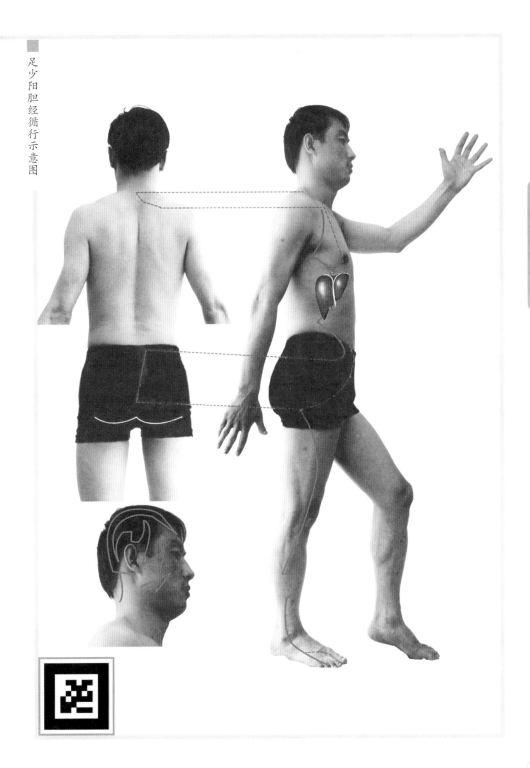

1 瞳子髎（GB1）Tóngzǐliáo
手太阳经、手足少阳经交会穴

定位 在面部，目外眦外侧 0.5 寸凹陷中

【取法】在面部，先找到目外眦（外眼角），即靠近耳朵侧的眼角，从目外眦向外触摸至眼眶，其外侧缘处，即为瞳子髎穴。

【功效】清热消肿，散郁止痛，明目退翳。

【主治】头痛、目赤肿痛、目翳、青盲。

【操作】平刺 0.3~0.5 寸，或三棱针点刺出血。

2 听会（GB2）
Tīnghuì

定位 在面部，耳屏间切迹与下颌骨髁突之间的凹陷中

【取法】在面部，先找到耳屏，即耳朵前面突起的小珠样解剖标志。在耳屏下缘前方，张口有凹陷处，即是该穴。

【功效】豁痰开窍，清热止痛，祛风通络。

【主治】耳鸣、耳聋、聤耳（化脓性中耳炎）、面痛、齿痛、口㖞。

【操作】张口，直刺 0.5~1 寸；可灸。

3 上关（GB3）Shàngguān
手足少阳经、足阳明经交会穴

定位 在面部，颧弓上缘中央凹陷中

【取法】在面部，耳朵和鼻子之间，靠近耳朵，可以摸到一个横着的骨头，即是颧弓，当颧弓的上缘凹陷处，即为上关穴。

【功效】豁痰开窍，镇肝息风，清热泻火。

【主治】偏头痛、耳鸣、耳聋、聤耳（化脓性中耳炎）、口眼㖞斜、齿痛、口噤。

【操作】直刺 0.5~1 寸；可灸。

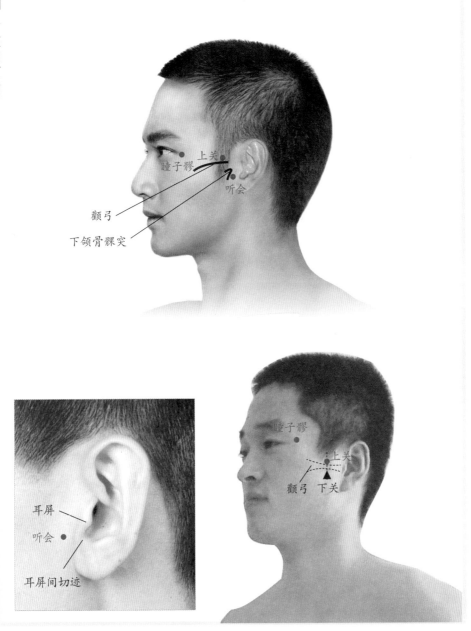

瞳子髎　上关

听会

颧弓

下颌骨髁突

瞳子髎

上关

颧弓　下关

耳屏

听会

耳屏间切迹

4 颔厌（GB4）Hànyàn
手足少阳经、足阳明经交会穴

定位 在头部，从头维（ST8）至曲鬓（GB7）的弧形连线（其弧度与鬓发弧度相应）的上 1/4 与下 3/4 交点处

【取法】先找到头维穴（ST8），再找到曲鬓穴（GB7），沿耳轮作弧形连线，并将该连线 4 等分，在上 1/4 与下 3/4 交点处，即为颔厌穴。

【功效】镇肝息风，豁痰开窍，清热止痛。

【主治】偏头痛、目眩、耳鸣、齿痛、癫痫。

【操作】平刺 0.3~0.5 寸；可灸。

5 悬颅（GB5）
Xuánlú

定位 在头部，从头维（ST8）至曲鬓（GB7）的弧形连线（其弧度与鬓发弧度相应）的中点处

【取法】作头维穴和曲鬓穴的弧形连线，在该连线的中点处，即为悬颅穴。

【功效】清热消肿，散郁止痛。

【主治】偏头痛、目赤肿痛、齿痛。

【操作】平刺 0.5~0.8 寸；可灸。

6 悬厘（GB6）Xuánlí
手足少阳经、足阳明经交会穴

定位 在头部，从头维（ST8）至曲鬓（GB7）的弧形连线（其弧度与鬓发弧度相应）的上 3/4 与下 1/4 交点处

【取法】作头维穴和曲鬓穴的弧形连线，并将该连线 4 等分，在上 3/4 与下 1/4 交点处，即为悬厘穴。

【功效】清热消肿，散郁止痛，镇肝息风。

【主治】偏头痛、目赤肿痛、耳鸣。

【操作】平刺 0.5~0.8 寸；可灸。

7 曲鬓（GB7）Qūbìn
手足少阳经、足阳明经交会穴

定位 在头部，耳前鬓角发际后缘与耳尖水平线的交点处

【取法】在头部，先找到耳前鬓角发际后缘，作垂直线；再找到耳尖，作水平线，两线交点处，即为曲鬓穴。

【功效】清热止痛，活血通络，豁痰开窍。

【主治】头痛、齿痛、牙关紧闭、暴喑。

【操作】平刺 0.5~0.8 寸；可灸。

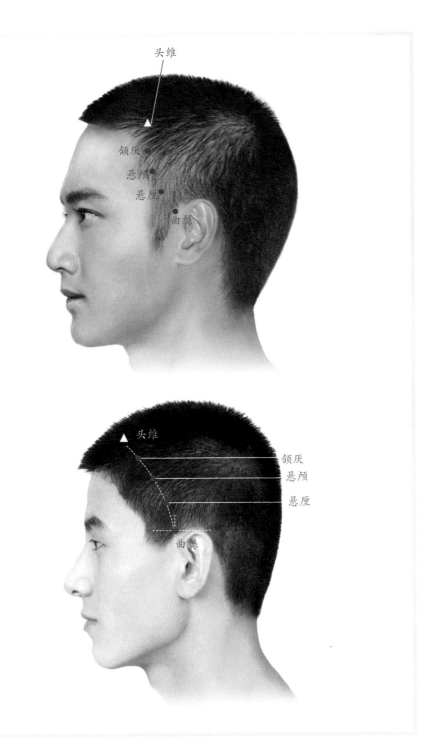

头维

颔厌

悬颅

悬厘

曲鬓

头维

颔厌

悬颅

悬厘

曲鬓

8 **率谷（GB8）**Shuàigǔ
足少阳经、足太阳经交会穴

定位 在头部，耳尖直上入发际 1.5 寸

【取法】先取角孙穴（TE20），再垂直向上量取 1.5 寸处，即为率谷穴。

【功效】镇肝息风，豁痰开窍。

【主治】偏头痛、眩晕、小儿急慢性惊风。

【操作】平刺 0.5~1 寸；可灸。

9 **天冲（GB9）**Tiānchōng
足少阳经、足太阳经交会穴

定位 在头部，耳根后缘直上，入发际 2 寸

【取法】①在头部，先找到耳根后缘，从该处垂直向上量取 2 寸处。②先取率谷（GB8），再水平向后量取 0.5 寸处，即为天冲穴。

【功效】清热消肿，通络止痛，豁痰开窍。

【主治】头痛、牙龈肿痛、癫疾。

【操作】平刺 0.5~0.8 寸；可灸。

10 **浮白（GB10）**Fúbái
足少阳经、足太阳经交会穴

定位 在头部，耳后乳突的后上方，从天冲（GB9）至完骨（GB12）的弧形连线（其弧度与耳郭弧度相应）的上 1/3 与下 2/3 交点处

【取法】在头部，先找到天冲穴（GB9），再找到完骨穴（GB12），作两穴弧形连线并 3 等分，在中 1/3 与上 1/3 交点处，即为浮白穴。

【功效】清肝泻火，豁痰开窍，理气止痛。

【主治】头痛、耳鸣、耳聋、目痛、瘿气。

【操作】平刺 0.5~0.8 寸；可灸。

11 **头窍阴（GB11）**Tóuqiàoyīn
足少阳经、足太阳经交会穴

定位 在头部，耳后乳突的后上方，从天冲（GB9）至完骨（GB12）的弧形连线（其弧度与耳郭弧度相应）的上 2/3 与下 1/3 交点处

【取法】先作天冲穴与完骨穴的弧形连线并 3 等分，在中 1/3 与下 1/3 交点处，即为头窍阴穴。

【功效】清肝泻火，豁痰开窍，通络止痛。

【主治】头痛、耳鸣、耳聋。

【操作】平刺 0.5~0.8 寸；可灸。

12 **完骨（GB12）**Wángǔ
足少阳经、足太阳经交会穴

【定位】在头部，耳后乳突的后下方凹陷中

【取法】在耳后下方，摸到一个明显的骨性突起，即为乳突。乳突的后下
方凹陷处，即为完骨穴。

【功效】祛风通络，祛邪截疟，镇肝息风。

【主治】头痛、颈项强痛、齿痛、口㖞、疟疾、癫痫。

【操作】斜刺 0.5~0.8 寸；可灸。

体表解剖对照图

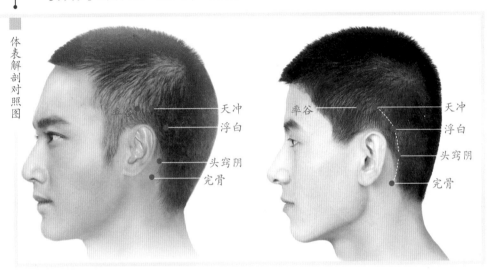

穴位取法图

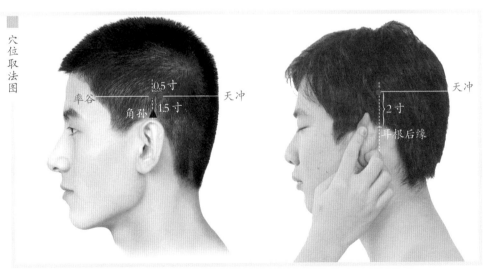

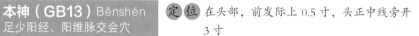

13　本神（GB13）Běnshén
足少阳经、阳维脉交会穴

【定位】在头部，前发际上 0.5 寸，头正中线旁开 3 寸

【取法】在头部，先找到神庭穴（GV24），再找到头维穴（ST8），作二者连线并 3 等分，在内 2/3 与外 1/3 的交点处，即为本神穴。

【功效】镇肝息风，通络止痛。

【主治】头痛、目眩、癫痫、小儿惊风。

【操作】平刺 0.5~0.8 寸；可灸。

14　阳白（GB14）Yángbái
足少阳经、阳维脉交会穴

【定位】在头部，眉上 1 寸，瞳孔直上

【取法】两眼平视前方，先从瞳孔（黑睛）中心向上作垂线，再从眉毛向上量取 1 寸处，即为阳白穴。

【功效】滋补肝肾，祛风活络。

【主治】头痛、目眩、目痛、视物模糊、眼睑睏动。

【操作】平刺 0.5~0.8 寸；可灸。

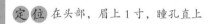

15　头临泣（GB15）Tóulínqì
足少阳经、足太阳经、阳维脉交会穴

【定位】在头部，前发际上 0.5 寸，瞳孔直上

【取法】①两眼平视前方，先从瞳孔（黑睛）中心向上作垂线，再从前发际垂直向上量取 0.5 寸处。②先找到神庭穴（GV24），再找到头维穴（ST8），两穴连线的中点处，即为头临泣穴。

【功效】祛风散寒，化湿通络，镇肝息风。

【主治】头痛、目眩、流泪、鼻塞、小儿惊痫。

【操作】平刺 0.5~0.8 寸；可灸。

16　目窗（GB16）Mùchuāng
足少阳经、阳维脉交会穴

【定位】在头部，前发际上 1.5 寸，瞳孔直上

【取法】先从前发际向上量取 1.5 寸处作水平线，再从头正中线旁开 2.25 寸处作垂直线，两线相交处，即为目窗穴。

【功效】清热消肿，散郁止痛，豁痰开窍。

【主治】头痛、目赤肿痛、青盲、鼻塞、癫痫、面部浮肿。

【操作】平刺 0.5~0.8 寸；可灸。

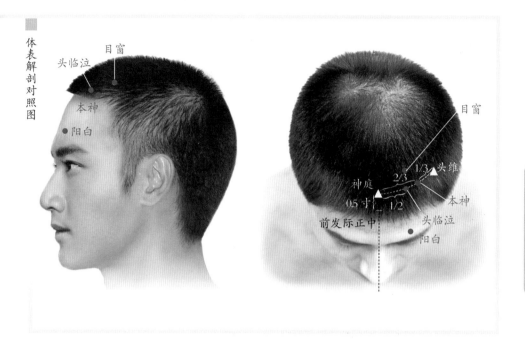

目窗
头临泣
本神
阳白

目窗
1/3 头维
2/3
神庭
0.5寸 1/2
前发际正中
本神
头临泣
阳白

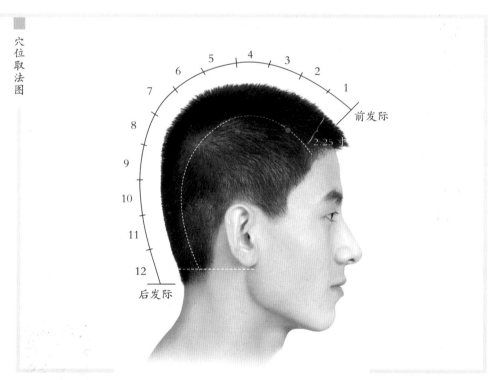

4
5   3
6   2
7   1
8   前发际
9   2.25寸
10
11
12
后发际

17 **正营（GB17）**Zhèngyíng
足少阳经、阳维脉交会穴

定位 在头部，前发际上 2.5 寸，瞳孔直上

【取法】先从前发际向上量取 2.5 寸处作水平线，再从头正中线旁开 2.25 寸处作垂直线，两线相交处，即为正营穴。

【功效】平肝潜阳，清热消肿，涤痰通络。

【主治】头痛、目眩、唇吻强急、齿痛。

【操作】平刺 0.5~0.8 寸；可灸。

18 **承灵（GB18）**Chénglíng
足少阳经、阳维脉交会穴

定位 在头部，前发际上 4 寸，瞳孔直上

【取法】先从前发际向上量取 4 寸处作水平线，再从头正中线旁开 2.25 寸处作垂直线，两线相交处，即为承灵穴。

【功效】平肝潜阳，凉血止血。

【主治】头痛、眩晕、目痛、鼻塞、鼻衄。

【操作】平刺 0.5~0.8 寸；可灸。

19 **脑空（GB19）**Nǎokōng
足少阳经、阳维脉交会穴

定位 在头部，横平枕外隆凸的上缘，风池（GB20）直上

【取法】在后脑勺部摸到最隆起的骨头，其上缘外侧，恰好是头正中线旁开 2.25 寸处，即为脑空穴。

【功效】镇肝息风，豁痰开窍，通络止痛。

【主治】头痛、目眩、颈项强痛、癫狂痫。

【操作】平刺 0.3~0.5 寸；可灸。

20 **风池（GB20）**Fēngchí
足少阳经、阳维脉交会穴☆

定位 在颈后区，枕骨之下，胸锁乳突肌上端与斜方肌上端之间的凹陷中

【取法】从耳垂水平向后触摸，先摸过一条明显的肌肉即为胸锁乳突肌，靠近后正中线的另一肌肉为斜方肌，二者之间的凹陷处，即为风池穴。

【功效】平肝潜阳，清热消肿，散郁止痛，宣肺通窍，通筋活络，祛邪截疟。

【主治】头痛、眩晕、目赤肿痛、鼻渊（鼻炎、鼻窦炎）、鼻衄（鼻出血）、耳鸣、耳聋、颈项强痛、感冒、癫痫、中风、热病、疟疾、瘿气。

【操作】针尖微下，向鼻尖斜刺 0.8~1.2 寸，或平刺透风府穴，深部为延髓，必须严格掌握针刺角度与深度；可灸。

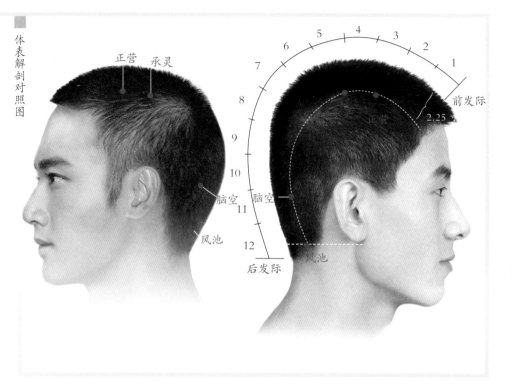

正营　承灵
脑空
风池

6
5
4
3
2
1
7
8
9
10
11
12
前发际
2.25寸
脑空
脑空
风池
后发际

穴位取法图

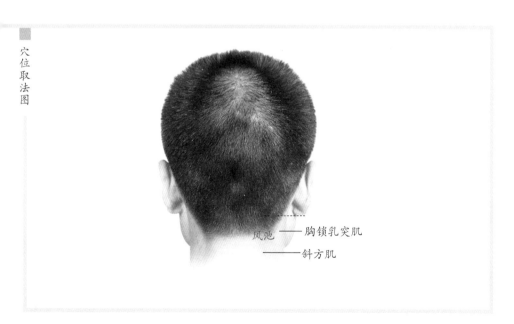

风池　——胸锁乳突肌
——斜方肌

21 **肩井（GB21）** Jiānjǐng 手足 少阳经、足阳明经、阳维脉交会穴☆

定位 在肩胛区，第 7 颈椎棘突与肩峰最外侧点连线的中点

【取法】先取大椎穴（GV14），再找到锁骨外侧的最高端处，二者连线的中点，即为肩井穴。

【功效】祛风活络，通经止痛，益气补血，清热解毒，软坚散结。

【主治】头项强痛、肩背疼痛、上肢不遂、难产、乳痈（急性乳腺炎）、乳汁不下、瘰疬（颈部淋巴结结核）。

【操作】直刺 0.5~0.8 寸，深部正当肺尖，不可深刺，孕妇禁针；可灸。

---

22 **渊腋（GB22）** Yuānyè

定位 在胸外侧区，第 4 肋间隙中，在腋中线上

【取法】举起手臂，男性乳头水平，正对第 4 肋间隙；女性则从胸部锁骨下平胸骨角处的第 2 肋向下数至第 4 肋下方，作水平线。从腋窝中点向下所作垂线，即腋中线。两线相交处，即为渊腋穴。

【功效】宽胸理气，行气止痛，散寒除湿。

【主治】胸痛、胁痛、上肢痹痛。

【操作】斜刺或平刺 0.5~0.8 寸，不可深刺，以免伤及内部重要脏器。

---

23 **辄筋（GB23）** Zhéjīn

定位 在胸外侧区，第 4 肋间隙中，腋中线前 1 寸

【取法】先取渊腋穴（GB22），再向前量取 1 寸处，即为辄筋穴。

【功效】疏肝理气，宣肺平喘，和胃止呕。

【主治】胸痛、胁痛、气喘、呕吐、吞酸。

【操作】斜刺或平刺 0.5~0.8 寸，不可深刺，以免伤及内部重要脏器。

---

24 **日月（GB24）** Rìyuè 胆募穴；足少阳经、足太阴经交会穴

定位 在胸部，第 7 肋间隙，前正中线旁开 4 寸

【取法】先找到第 7 肋间隙。男性乳头水平，正对第 4 肋间隙，再向下数 3 个肋间隙即是；女性则从胸部锁骨下平胸骨角处的第 2 肋向下数至第 7 肋下方，作水平线。再经乳头作垂直线，两线相交处，即为日月穴。

【功效】降逆止呕，疏肝理气，利胆退黄。

【主治】呕吐、吞酸、胁肋疼痛、呃逆、黄疸。

【操作】斜刺或平刺 0.5~0.8 寸，不可深刺，以免伤及内部重要脏器；可灸。

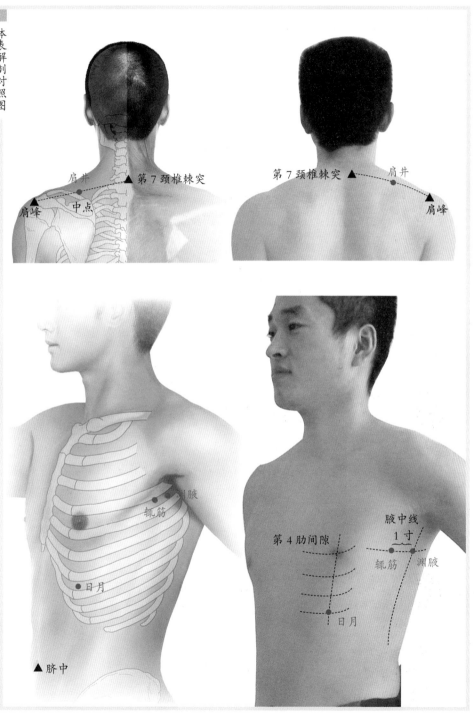

肩井　　▲第 7 颈椎棘突

第 7 颈椎棘突 ▲　　肩井

▲肩峰　中点

肩峰▲

渊腋

辄筋

日月

▲脐中

第 4 肋间隙

腋中线

1 寸

辄筋　渊腋

日月

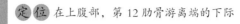

25 京门（GB25）
Jīngmén 肾募穴

定位 在上腹部，第12肋骨游离端的下际

【取法】先取章门穴（LR13），再水平向后量取1.8寸处，正当第12肋骨游离端的下方，即为京门穴。

【功效】补脾益肾，利湿退肿，理气止痛。

【主治】小便不利、水肿、腰痛、胁痛、腹胀、泄泻。

【操作】直刺0.3~0.5寸，不可深刺，以免伤及内部重要脏器；可灸。

26 带脉（GB26） Dàimài
足少阳经、带脉交会穴

定位 在侧腹部，第11肋骨游离端垂线与脐水平线的交点上

【取法】①先取章门穴（LR13），再垂直向下量取1.8寸处。②先在侧腹部肋弓下找到第11肋骨游离端，作垂直线，再经过肚脐作水平线，两线相交处，即为带脉穴。

【功效】疏肝理气，温经散寒，缓急止痛，固摄带脉。

【主治】经闭、月经不调、带下、腹痛、疝气、腰胁痛。

【操作】直刺1~1.5寸；可灸。

27 五枢（GB27） Wǔshū
足少阳经、带脉交会穴

定位 在下腹部，横平脐下3寸，髂前上棘内侧

【取法】平卧，在侧腹部摸到骨盆弓形上缘的最前端，经其前缘作垂直线；再从肚脐中央向下量取3寸处作垂直线，两线相交处，即为五枢穴。

【功效】温经散寒，缓急止痛，补脾益肾，温阳通便，固摄胞宫。

【主治】腹痛、疝气、带下、便秘、阴挺。

【操作】直刺1~1.5寸；可灸。

28 维道（GB28） Wéidào
足少阳经、带脉交会穴

定位 在下腹部，髂前上棘内下0.5寸

【取法】先取五枢穴（GB27），其前下0.5寸处，即为维道穴。

【功效】温经散寒，缓急止痛，补脾益肾。

【主治】腹痛、疝气、带下、阴挺。

【操作】直刺或向前下方斜刺1~1.5寸；可灸。

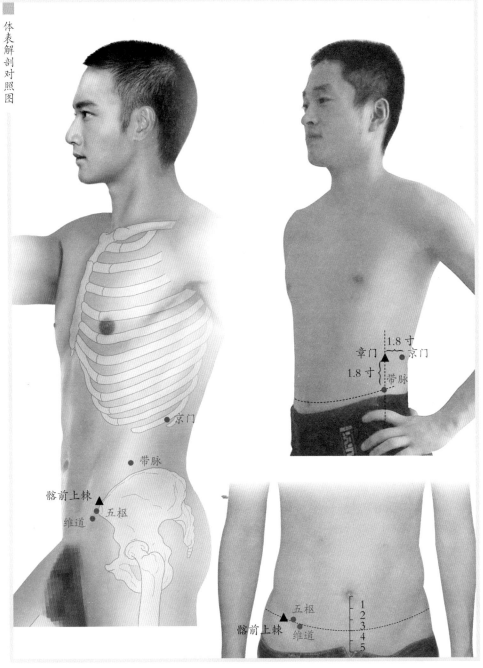

章门　京门

1.8寸

1.8寸　带脉

京门

带脉

髂前上棘

五枢

维道

五枢

髂前上棘　维道

1
2
3
4
5

29 居髎（GB29）Jūliáo
足少阳经、阳跷脉交会穴

定位 在臀区，髂前上棘与股骨大转子最凸点连线的中点处

【取法】在髋部，先找到髂前上棘，即侧腹部骨盆弓形上缘最前端；再找股骨大转子，即前后摆动大腿时，髋部侧面摸到的随着大腿活动而活动的关节，其最隆起处，即股骨大转子最凸点。二者连线的中点处，即为居髎穴。

【功效】温经散寒，通络止痛。

【主治】腰痛、下肢痿痹、瘫痪、疝气。

【操作】直刺 1~1.5 寸；可灸。

30 环跳（GB30）Huántiào
足少阳经、足太阳经交会穴☆

定位 在臀区，股骨大转子最凸点与骶管裂孔连线的外 1/3 与内 2/3 交点处

【取法】侧卧屈股，先找到股骨大转子［见本经居髎穴（GB29）的取法］；再顺着脊柱向下触摸，在脊柱末端有一凹陷感处，即为骶管裂孔。将二者连线并 3 等分，在外 1/3 与中 1/3 交点处，即为环跳穴。

【功效】补益肾气，温经散寒，通经活络，除湿止痛。

【主治】腰胯疼痛、半身不遂、下肢痿痹。

【操作】直刺 2~3 寸；可灸。

31 风市（GB31）
Fēngshì

定位 在股部，直立垂手，掌心贴于大腿时，中指尖所指凹陷中，髂胫束（大腿外侧的筋膜）后缘

【取法】直立，自然垂手，手掌并拢，手指伸直，中指尖所指处，即为风市穴。

【功效】温经散寒，祛风通络，除湿止痛，补益肾气。

【主治】半身不遂、下肢痿痹、遍身瘙痒、脚气。

【操作】直刺 1~2 寸；可灸。

32 中渎（GB32）
Zhōngdú

定位 在股部，腘横纹上 7 寸，髂胫束后缘

【取法】先取风市穴，再垂直向下量取 2 寸处，即为中渎穴。

【功效】温经散寒，祛风通络，除湿止痛。

【主治】下肢痿痹麻木、半身不遂。

【操作】直刺 1~1.5 寸；可灸。

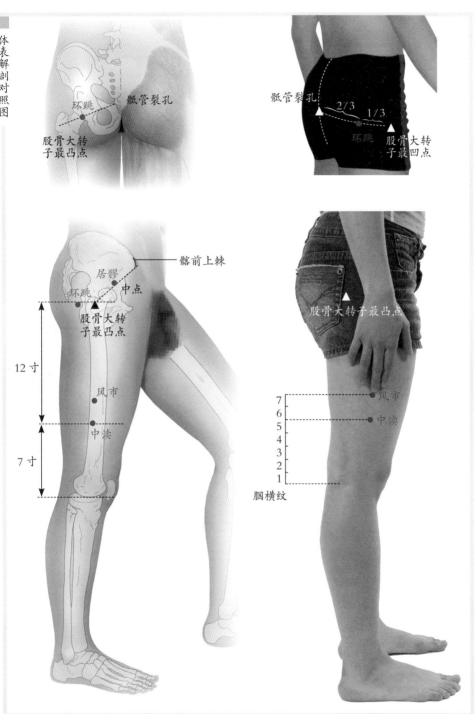

环跳　骶管裂孔

股骨大转子最凸点

骶管裂孔　2/3　1/3　环跳　股骨大转子最凹点

髂前上棘

居髎　中点

环跳

股骨大转子最凸点

12 寸

风市

中渎

7 寸

股骨大转子最凸点

7
6　风市
5
4　中渎
3
2
1

腘横纹

33 **膝阳关（GB33）**
Xīyángguān

定位 在膝部，股骨外上髁后上缘，股二头肌腱与髂胫束之间的凹陷中

【**取法**】先取阳陵泉穴（GB34），再垂直向上量取 3 寸，在膝关节外上方可触及一骨性隆起，即股骨外上髁，其上方的凹陷处，即为膝阳关穴。

【**功效**】温经散寒，祛风通络。

【**主治**】膝腘肿痛挛急、小腿麻木。

【**操作**】直刺 0.8~1 寸。

34 **阳陵泉（GB34）** Yánglíngquán
合穴；胆下合穴；八会穴之筋会☆

定位 在小腿外侧，腓骨头前下方凹陷中

【**取法**】在膝关节外下方，可触摸到两个明显的骨性隆起，外侧的为腓骨小头，内侧的为胫骨外侧髁，以二者为 2 个顶点，向下作等边三角形，该三角形的另一顶点，即为阳陵泉穴。

【**功效**】疏肝理气，和胃止呕，温经散寒，祛风通络，补益肾气，利胆退黄，镇惊息风。

【**主治**】胁痛、口苦、呕吐、半身不遂、下肢痿痹、脚气、黄疸、小儿惊风。

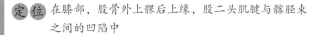

【**操作**】直刺 1~1.5 寸；可灸。

35 **阳交（GB35）**
Yángjiāo　阳维脉郄穴

定位 在小腿外侧，外踝尖上 7 寸，腓骨后缘

【**取法**】先找到外踝尖，即外踝隆起的最高点，再垂直向上量取 7 寸，在小腿外侧长骨的后缘处，即为阳交穴。

【**功效**】宽胸理气，通经活络，豁痰开窍。

【**主治**】胸胁胀满、下肢痿痹、癫狂。

【**操作**】直刺 1~1.5 寸；可灸。

36 **外丘（GB36）**
Wàiqiū　郄穴

定位 在小腿外侧，外踝尖上 7 寸，腓骨前缘

【**取法**】先取阳交穴（GB35），再向前摸到小腿外侧长骨的前缘处，即为外丘穴。

【**功效**】祛风通络，疏肝理气，豁痰开窍。

【**主治**】颈项强痛、胸胁胀满、下肢痿痹、癫狂。

【**操作**】直刺 1~1.5 寸；可灸。

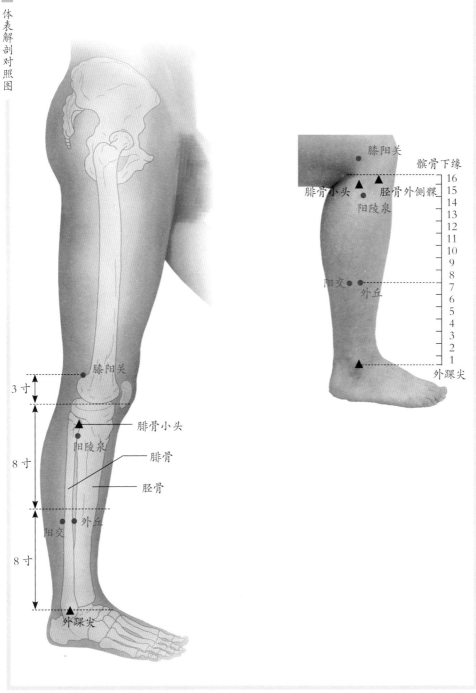

膝阳关

膑骨下缘

腓骨小头　　胫骨外侧髁
　　　　阳陵泉

16
15
14
13
12
11
10
9
8
7
6
5
4
3
2
1

阳交　●外丘

外踝尖

膝阳关

3寸

腓骨小头

阳陵泉　　　　腓骨

　　　　　　　胫骨

8寸

阳交　●外丘

8寸

外踝尖

37 光明（GB37）
Guāngmíng 络穴

定位 在小腿外侧，外踝尖上 5 寸，腓骨前缘

【取法】先找到外踝尖，即外踝隆起的最高点，再垂直向上量取 5 寸，在小腿外侧长骨的前缘处，即为光明穴。

【功效】疏肝补脾，温经通络，行气止痛。

【主治】目痛、夜盲、下肢痿痹、乳房胀痛。

【操作】直刺 1~1.5 寸；可灸。

38 阳辅（GB38）
Yángfǔ 经穴

定位 在小腿外侧，外踝尖上 4 寸，腓骨前缘

【取法】先找到外踝尖，即外踝隆起的最高点，再垂直向上量取 4 寸，在小腿外侧长骨前缘稍前方处，即为阳辅穴。

【功效】温经散寒，祛风通络，清热利咽，疏肝散结。

【主治】偏头痛、目外眦（外眼角）痛、咽喉肿痛、瘰疬（颈部淋巴结结核）、胸胁胀痛、脚气、下肢痿痹、半身不遂。

【操作】直刺 0.8~1 寸；可灸。

39 悬钟（GB39）
Xuánzhōng 八会穴之髓会☆

定位 在小腿外侧，外踝尖上 3 寸，腓骨前缘

【取法】先找到外踝尖，即外踝隆起的最高点，再垂直向上量取 3 寸，在小腿外侧长骨的前缘处，即为悬钟穴。

【功效】利咽消肿，温经通络，宽胸理气，化瘀止血。

【主治】项强、胸胁胀痛、下肢痿痹、咽喉肿痛、脚气、半身不遂、痔疾。

【操作】直刺 0.8~1 寸；可灸。

40 丘墟（GB40）
Qiūxū 原穴

定位 在踝区，外踝的前下方，趾长伸肌腱的外侧凹陷中

【取法】足部向上用力背屈，在足背处可见明显的肌腱，在该肌腱旁、足外踝的前下方凹陷处，即为丘墟穴。

【功效】通经活络，疏肝理气，祛邪截疟。

【主治】颈项痛、胸胁胀痛、下肢痿痹、疟疾。

【操作】直刺 0.5~0.8 寸；可灸。

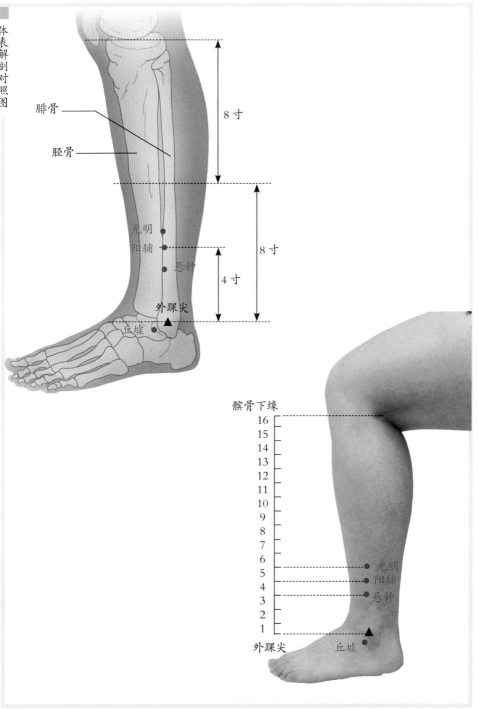

腓骨

胫骨

8寸

光明
阳辅
悬钟

8寸

4寸

外踝尖

丘墟

髌骨下缘

16
15
14
13
12
11
10
9
8
7
6
5
4
3
2
1

光明
阳辅
悬钟

丘墟

外踝尖

41 **足临泣（GB41）Zúlínqì**
输穴；八脉交会穴，通于带脉

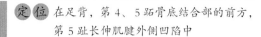

定位 在足背，第 4、5 跖骨底结合部的前方，第 5 趾长伸肌腱外侧凹陷中

【取法】足部伸直，先在足背部找到第 4 趾跖关节，即连接第 4 趾和足背的关节，再于足背找到从足背走向小趾的一条肌腱，即小趾伸肌腱，在第 4 趾跖关节的近端，肌腱的外侧凹陷处，即为足临泣穴。

【功效】清热消肿，疏肝理气，补脾益肾，消肿散结，祛邪截疟，通络止痛。

【主治】目赤肿痛、胁肋疼痛、月经不调、遗溺、乳痈（急性乳腺炎）、瘰疬（颈部淋巴结结核）、疟疾、足跗（足背）疼痛。

【操作】直刺 0.3~0.5 寸；可灸。

42 **地五会（GB42）**
Dìwǔhuì

定位 在足背，第 4、5 跖骨间，第 4 跖趾关节近端凹陷中

【取法】足部伸直，先在足背部找到第 4 趾跖关节和小趾伸肌腱［见本经足临泣（GB41）的取法］，在关节的近端，第 4、5 跖骨之间，肌腱的内侧缘，即为地五会穴。

【功效】清热解毒，消肿散结，行气止痛，宁血止血。

【主治】头痛、目赤、耳鸣、胁痛、乳痈（急性乳腺炎）、内伤出血、足背肿痛。

【操作】直刺 0.3~0.5 寸；可灸。

43 **侠溪（GB43）**
Xiáxī 荥穴

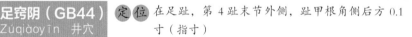

定位 在足背，第 4、5 趾间，趾蹼缘后方赤白肉际处

【取法】足部伸直，在足背部第 4、5 趾间，皮肤颜色深浅交界处，即为侠溪穴。

【功效】清热消肿，散郁止痛，涤痰开窍，疏肝行气。

【主治】头痛、目眩、耳鸣、耳聋、目赤肿痛、热病、胁肋疼痛、乳痈（急性乳腺炎）。

【操作】直刺 0.3~0.5 寸；可灸。

44 **足窍阴（GB44）**
Zúqiàoyīn 井穴

定位 在足趾，第 4 趾末节外侧，趾甲根角侧后方 0.1 寸（指寸）

【取法】脚趾伸直，先确定第 4 趾外侧指甲角，再旁开 0.1 寸处，即为足窍阴穴。

【功效】清热消肿，散郁止痛，涤痰开窍，止咳利咽，益气生津，养心安神，温通经脉。

【主治】头痛、目赤肿痛、耳聋、咽喉肿痛、热病、失眠、胁痛、咳逆、月经不调。

【操作】浅刺 0.1 寸，或点刺出血；可灸。

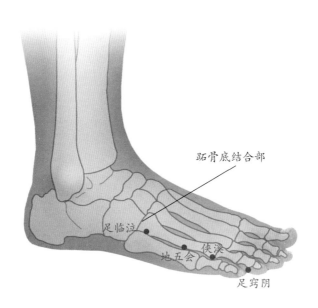

跖骨底结合部

足临泣

地五会　侠溪

足窍阴

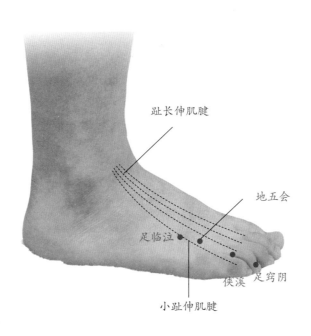

趾长伸肌腱

地五会

足临泣

侠溪　足窍阴

小趾伸肌腱

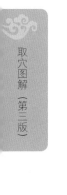

（一）经脉循行

1. 循行路线

起于足大趾背毫毛部（大敦），沿着足背内侧上行，经过内踝前一寸处，

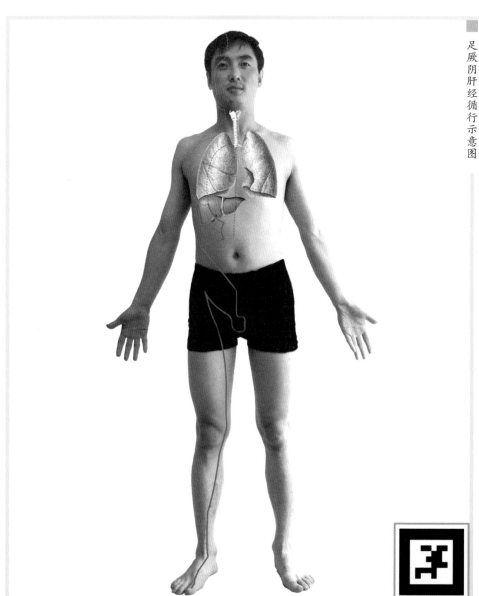

足厥阴肝经循行示意图

向上行小腿内侧，离内踝上八寸处交出足太阴脾经之后，上行腘内侧，沿着大腿内侧，进入阴毛中，环绕阴部，上达小腹，挟胃旁，属于肝，络于胆，向上通过横膈，分布于胁肋，沿着喉咙的后面，向上进入鼻咽部，连接于"目系"（眼球连系于脑的部位），向上出于前额，与督脉会合于巅顶。

目系支脉：从"目系"下行颊里，环绕唇内。

肝部支脉：从肝分出，通过横膈，向上流注于肺，与手太阴肺经相接。

2. 联系脏器

胃、肝、胆、肾、肺。

（二）所属腧穴

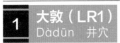

1 大敦（LR1） Dàdūn 井穴　**定位** 在足趾，大趾末节外侧，趾甲根角侧后方 0.1 寸（指寸）

【取法】足趾伸直，先确定大趾外侧指甲角，再旁开0.1寸处，即为大敦穴。

【功效】健脾益肺，温肾固摄，温经散寒，缓急止痛，豁痰开窍。

【主治】疝气、遗尿、月经不调、经闭、崩漏、阴挺、癫痫。

【操作】斜刺 0.1~0.2 寸，或点刺出血；可灸。

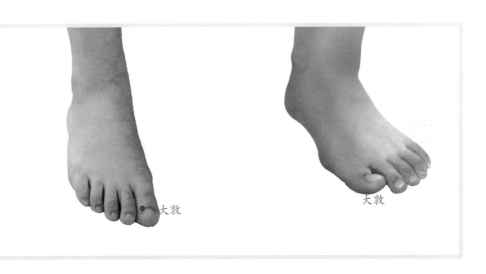

体表解剖对照图

大敦

大敦

2 行间（LR2）
Xíngjiān 荥穴☆

定位 在足背，第1、2趾间，趾蹼缘后方赤白肉际处

【取法】在足背部第1、2趾间找到皮肤颜色深浅交界处，即为行间穴。

【功效】温经散寒，缓急止痛，清热消肿，疏肝解郁，健脾益肺，温肾固摄，豁痰开窍。

【主治】头痛、目眩、目赤肿痛、青盲、口㖞、胁痛、疝气、小便不利、崩漏、癫痫、月经不调、痛经、带下、中风。

【操作】直刺0.5~0.8寸；可灸。

3 太冲（LR3）
Tàichōng 输穴；原穴☆

定位 在足背，第1、2跖骨间，跖骨底结合部前方凹陷中，或触及动脉搏动

【取法】在足背部，沿第1、2跖骨间向后推移至底部的凹陷中，即为太冲穴。

【功效】疏肝理气，清热消肿，温肾固摄，温经散寒，涤痰定惊，祛风除湿。

【主治】头痛、眩晕、目赤肿痛、口㖞、胁痛、遗尿、疝气、崩漏、月经不调、癫痫、呃逆（膈肌痉挛，俗称打嗝）、小儿惊风、下肢痿痹。

【操作】直刺0.5~0.8寸；可灸。

4 中封（LR4）
Zhōngfēng 经穴

定位 在踝区，内踝前，胫骨前肌肌腱的内侧凹陷中

【取法】足部用力向上背屈，取商丘穴（SP5）和解溪穴（ST41），两穴连线的中点处，即为中封穴。

【功效】温经散寒，缓急止痛，补脾益肾，活络消肿。

【主治】疝气、遗精、小便不利、腹痛、内踝肿痛。

【操作】直刺0.5~0.8寸；可灸。

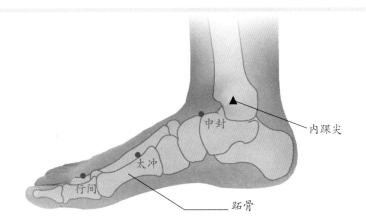

内踝尖

中封

太冲

行间

跖骨

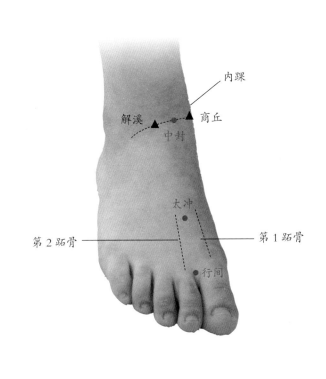

内踝

解溪

商丘

中封

太冲

第 2 跖骨

第 1 跖骨

行间

5　蠡沟（LR5）
Lígōu　络穴

定位　在小腿内侧，内踝尖上 5 寸，胫骨内侧面的中央

【取法】先找到足内踝尖，再向上量取 5 寸，在小腿内侧粗大长骨内侧面的中央处，即为蠡沟穴。

【功效】温肾助阳，固摄带脉，温经散寒，祛风通络。

【主治】小便不利、遗尿、月经不调、带下、下肢痿痹。

【操作】平刺 0.5~0.8 寸；可灸。

6　中都（LR6）
Zhōngdū　郄穴

定位　在小腿内侧，内踝尖上 7 寸，胫骨内侧面的中央

【取法】先找到足内踝尖，再向上量取 7 寸，在小腿内侧粗大长骨内侧面的中央处，即为中都穴。

【功效】温经散寒，缓急止痛，补益脾肾。

【主治】疝气、崩漏、腹痛、泄泻、恶露不尽。

【操作】平刺 0.5~0.8 寸；可灸。

7　膝关（LR7）
Xīguān

定位　在膝部，胫骨内侧髁的下方，阴陵泉（SP9）后 1 寸

【取法】先找到阴陵泉（SP9），再水平向后量取 1 寸处，即为膝关穴。

【功效】温经散寒，祛风通络，除湿止痛。

【主治】膝髌肿痛、下肢痿痹。

【操作】直刺 1~1.5 寸；可灸。

8　曲泉（LR8）
Qūquán　合穴

定位　在膝部，腘横纹内侧端，半腱肌肌腱内缘凹陷中

【取法】在膝内侧，屈膝时膝关节横纹的内侧端凹陷处，即为曲泉穴。

【功效】温经散寒，理气止痛，滋肾固涩，交通心肾，祛风止痒。

【主治】腹痛、小便不利、遗精、阴痒、膝痛、月经不调、痛经、带下。

【操作】直刺 1~1.5 寸；可灸。

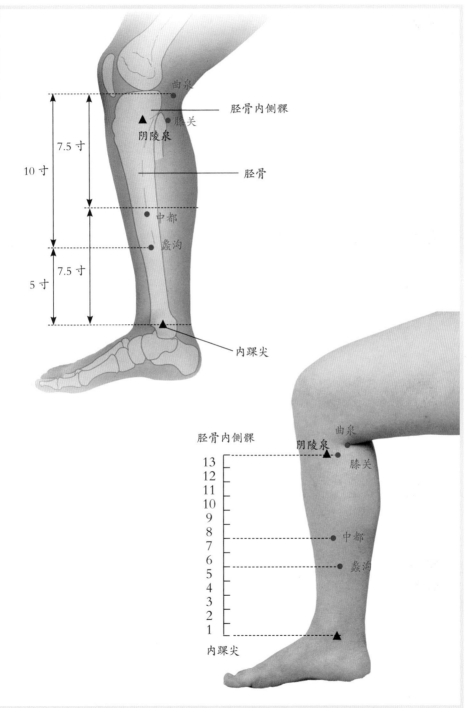

曲泉

胫骨内侧髁

膝关

阴陵泉

胫骨

中都

蠡沟

内踝尖

7.5 寸

10 寸

7.5 寸

5 寸

胫骨内侧髁　阴陵泉

曲泉

膝关

13
12
11
10
9
8
7
6
5
4
3
2
1

中都

蠡沟

内踝尖

9　阴包（LR9）
Yīnbāo

定位　在股前区，髌底上 4 寸，股薄肌与缝匠肌之间

【取法】先找到股骨内上髁，即膝盖内侧上端隆起的骨性标志，再垂直向
　　　　上量取 4 寸处，即为阴包穴。

【功效】调补肝肾，补益肾气，温经止痛。

【主治】腹痛、遗尿、小便不利、月经不调。

【操作】直刺 1~1.5 寸；可灸。

10　足五里（LR10）
Zúwǔlǐ

定位　在股前区，气冲（ST30）直下 3 寸，动脉搏动处

【取法】先取气冲穴（ST30），再垂直向下量取 3 寸处，即为足五里穴。

【功效】补益肾气，固摄胞宫，温经散寒，消肿散结。

【主治】小腹痛、小便不通、阴挺、睾丸肿痛、嗜卧、瘰疬(颈部淋巴结结核)。

【操作】直刺 1~1.5 寸；可灸。

11　阴廉（LR11）
Yīnlián

定位　在股前区，气冲（ST30）直下 2 寸

【取法】先取气冲穴（ST30），再垂直向下量取 2 寸处，即为阴廉穴。

【功效】温经散寒，和血调经，补益肾气，理气止痛。

【主治】月经不调、带下、小腹痛。

【操作】直刺 1~1.5 寸；可灸。

12　急脉（LR12）
Jímài

定位　在腹股沟区，横平耻骨联合上缘，前正中线旁开 2.5 寸

【取法】从前正中线向外量取 2.5 寸处作垂直线，该线与耻骨联合上缘水
　　　　平的相交处，即为急脉穴。

【功效】温经散寒，理气止痛，补脾益肾，固摄胞宫。

【主治】疝气、小腹痛、阴挺。

【操作】避开动脉，直刺 0.5~0.8 寸；可灸。

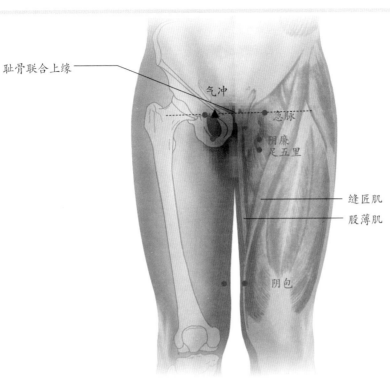

耻骨联合上缘
气冲
急脉
阴廉
足五里
缝匠肌
股薄肌
阴包

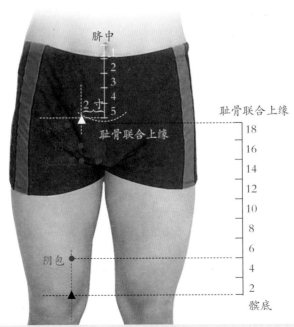

脐中
1
2
3
4
5
2 寸
耻骨联合上缘
耻骨联合上缘
18
16
14
12
10
8
6
4
2
髌底
阴包

13 **章门（LR13）** Zhāngmén 脾募穴；八会穴之脏会；足厥阴经、足少阳经交会穴

定位 在侧腹部，在第 11 肋游离端的下际

【取法】平卧，在侧腹部找到第 11 肋游离端，即肋弓下的第 1 个游离肋骨，其下方即为章门穴。

【功效】温经散寒，理气止痛，温运脾阳，消痞散结。

【主治】腹痛、腹胀、泄泻、胁痛、痞块。

【操作】斜刺 0.5~0.8 寸；可灸。

14 **期门（LR14）** Qīmén 肝募穴；足厥阴经、足太阴经、阴维脉交会穴☆

定位 在胸部，第 6 肋间隙，前正中线旁开 4 寸

【取法】平卧，先找到第 6 肋间隙。男性乳头平第 4 肋间隙，再向下数 2 个肋间隙即是；女性则从胸部锁骨下平胸骨角处的第 2 肋向下数至第 6 肋下方，作水平线，再于前正中线旁开 4 寸处作垂直线，两线相交处，即为期门穴。

【功效】宽胸理气，行气止痛，降逆止呕，清热解毒，消肿散结。

【主治】胸胁胀痛、腹胀、呕吐、乳痈（急性乳腺炎）。

【操作】斜刺或平刺 0.5~0.8 寸；可灸。

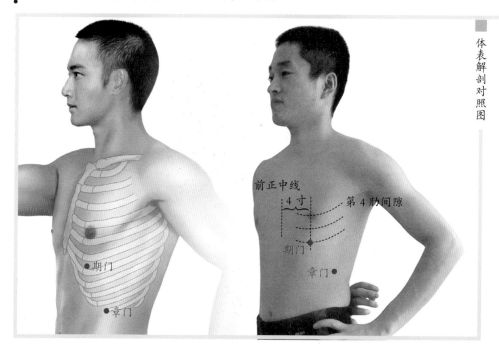

体表解剖对照图

十三、督脉（GV）

（一）经脉循行

1. 循行路线

　　起于小腹内，下出于会阴，向后行于脊柱的内部，上达项后风府，进入脑部，上行巅顶，沿前额下行鼻柱。

2. 联系脏器

　　心、胃、大肠、肝、胆、肺。

督脉循行示意图

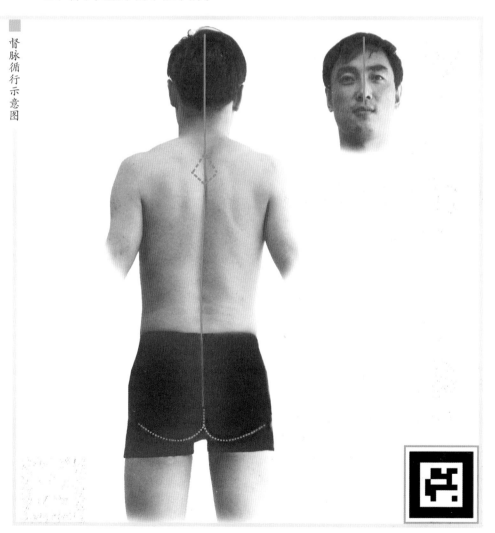

1 长强（GV1） *Chángqiáng*
络穴；督脉、足少阳经交会穴

定位 在会阴部，尾骨下方，尾骨端与肛门连线的中点处

【取法】顺着背部脊柱向下摸到骨头消失处即为尾骨末端，作尾骨末端与肛门的连线，其中点处即为长强穴。

【功效】调理大肠，通络止痛，安神止痉。

【主治】泄泻、便血、便秘、痔疾、脱肛、癫狂、腰脊和尾骶部疼痛。

【操作】斜刺，针尖向上与骶骨平行刺入0.5~1寸，不得刺穿直肠，以防感染；不灸。

2 腰俞（GV2） *Yāoshū*

定位 在骶区，正对骶管裂孔，后正中线上

【取法】顺着脊柱向下触摸到脊柱末端有一凹陷感处，即为腰俞穴。

【功效】调经养血，消痔，强腰止痛，安神定志。

【主治】月经不调、痔疾、腰脊强痛、下肢痿痹、癫痫。

【操作】向上斜刺0.5~1寸；可灸。

3 腰阳关（GV3） *Yāoyángguān* ☆

定位 在脊柱区，第4腰椎棘突下凹陷中，后正中线上

【取法】先在两边侧腹部找到骨盆弓形上缘的最高点，即髂嵴最高点。两边髂嵴最高点连线与腰椎相交处，即为第4腰椎棘突，其下方凹陷处，即为腰阳关穴。

【功效】温肾壮阳，调经养血，止痛活络。

【主治】月经不调、遗精、阳痿、腰骶痛、下肢痿痹。

【操作】向上微斜刺0.6~1寸；可灸。

4 命门（GV4） *Mìngmén* ☆

定位 在脊柱区，第2腰椎棘突下凹陷中，后正中线上

【取法】先找到第4腰椎棘突，再向上数2个骨性突起，即第2腰椎棘突，其下方凹陷处，即为命门穴。

【功效】补肾壮阳，调经止带。

【主治】遗精、阳痿、带下、遗尿、尿频、月经不调、泄泻、腰脊强痛、手足逆冷。

【操作】向上斜刺0.5~1寸；可灸。

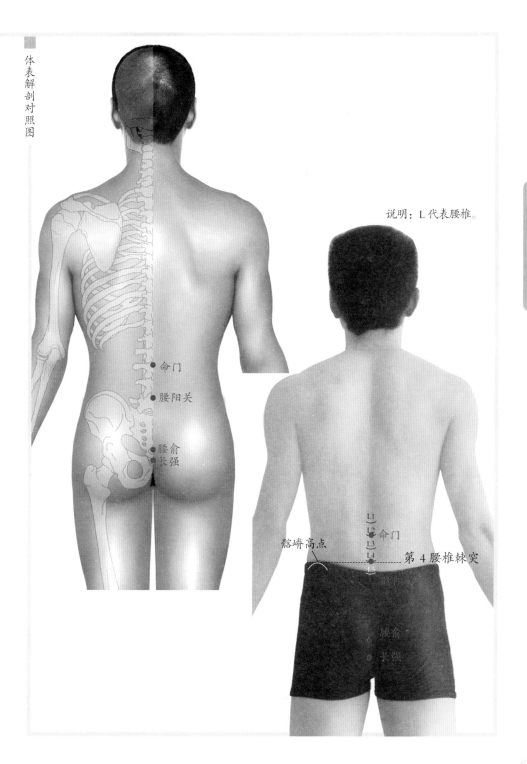

说明：L代表腰椎。

命门

腰阳关

腰俞
长强

L1
L2
L3
L4
L5
命门

髂嵴高点

第4腰椎棘突

腰阳关

腰俞

长强

5 悬枢（GV5）
Xuánshū

定位 在脊柱区，第 1 腰椎棘突下凹陷中，后正中线上

【取法】先找到第 4 腰椎棘突，再向上数 3 个骨性突起，即第 1 腰椎棘突，其下方凹陷处，即为悬枢穴。

【功效】缓急止痛，渗湿止泻。

【主治】泄泻、腹痛、腰脊强痛。

【操作】向上微斜刺 0.5~1 寸；可灸。

6 脊中（GV6）
Jǐzhōng

定位 在脊柱区，第 11 胸椎棘突下凹陷中，后正中线上

【取法】先找到第 7 胸椎棘突，即双手下垂，两肩胛骨下角连线与后正中线的交点处，再向下数 4 个骨性突起，即第 11 胸椎棘突，其下方凹陷处，即为脊中穴。

【功效】清热利湿，提肛消痔，消食，强腰止痛。

【主治】泄泻、黄疸、痔疾、小儿疳疾、脱肛、腰脊强痛。

【操作】向上微斜刺 0.5~1 寸。

7 中枢（GV7）
Zhōngshū

定位 在脊柱区，第 10 胸椎棘突下凹陷中，后正中线上

【取法】先找到第 7 胸椎棘突，即双手下垂，两肩胛骨下角连线与后正中线的交点处，再向下数 3 个骨性突起，即第 10 胸椎棘突，其下方凹陷处，即为中枢穴。

【功效】降逆止呕，清热祛黄，壮腰止痛。

【主治】黄疸、呕吐、腹满、腰脊强痛。

【操作】向上微斜刺 0.5~1 寸。

8 筋缩（GV8）
Jīnsuō

定位 在脊柱区，第 9 胸椎棘突下凹陷中，后正中线上

【取法】先找到第 7 胸椎棘突，即双手下垂，两肩胛骨下角连线与后正中线的交点处，再向下数 2 个骨性突起，即第 9 胸椎棘突，其下方凹陷处，即为筋缩穴。

【功效】安神定志，濡养经脉，通络止痛。

【主治】癫痫、抽搐、背强、胃痛。

【操作】向上微斜刺 0.5~1 寸；可灸。

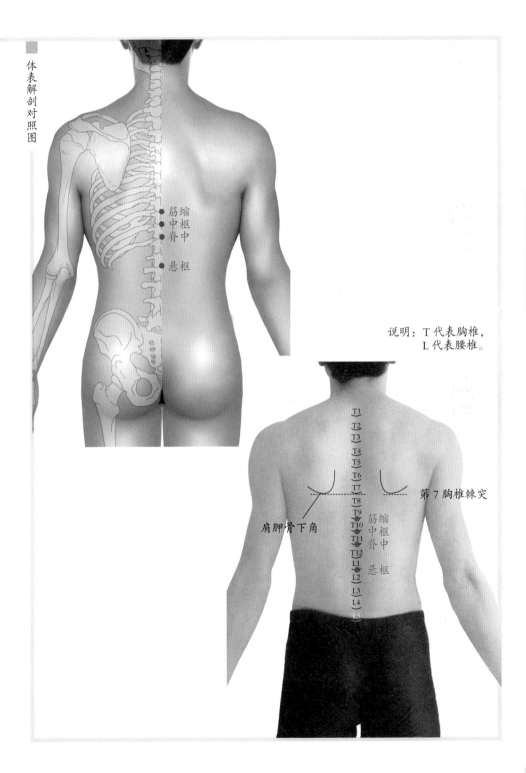

缩枢中
筋中脊
悬枢

说明：T 代表胸椎，
　　　L 代表腰椎。

T1
T2
T3
T4
T5
T6
T7
T8
T9
T10
T11
T12
L1
L2
L3
L4
L5

第 7 胸椎棘突

肩胛骨下角

缩枢中
筋中脊
悬枢

9 至阳（GV9）
Zhìyáng

定位 在脊柱区，第7胸椎棘突下凹陷中，后正中线上

【取法】先找到第7胸椎棘突，即双手下垂，两肩胛骨下角连线与后正中线的交点处，其下方凹陷处，即为至阳穴。

【功效】止咳平喘，清热祛黄，通络止痛。

【主治】胸胁胀满、黄疸、咳嗽、气喘、背痛、脊强。

【操作】向上微斜刺0.5~1寸；可灸。

10 灵台（GV10）
Língtái

定位 在脊柱区，第6胸椎棘突下凹陷中，后正中线上

【取法】先找到第7胸椎棘突，即双手下垂，两肩胛骨下角连线与后正中线的交点处，再向上数1个骨性突起，即为第6胸椎棘突，其下方凹陷处，即为灵台穴。

【功效】止咳平喘，清热解毒止痛。

【主治】咳嗽、气喘、疔疮、脊背强痛。

【操作】向上斜刺0.5~1寸；可灸。

11 神道（GV11）
Shéndào

定位 在脊柱区，第5胸椎棘突下凹陷中，后正中线上

【取法】先找到第7胸椎棘突，即双手下垂，两肩胛骨下角连线与后正中线的交点处，再向上数2个骨性突起，即为第5胸椎棘突，其下方凹陷处，即为神道穴。

【功效】宁心安神，止咳止痛。

【主治】心悸、健忘、咳嗽、脊背强痛。

【操作】向上微斜刺0.5~1寸；可灸。

12 身柱（GV12）
Shēnzhù

定位 在脊柱区，第3胸椎棘突下凹陷中，后正中线上

【取法】先找到第7胸椎棘突，即双手下垂，两肩胛骨下角连线与后正中线的交点处，再向上数4个骨性突起，即为第3胸椎棘突，其下方凹陷处，即为身柱穴。

【功效】止咳平喘，安神定志，柔肌止痛。

【主治】咳嗽、气喘、癫痫、脊背强痛。

【操作】向上微斜刺0.5~1寸；可灸。

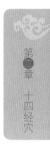

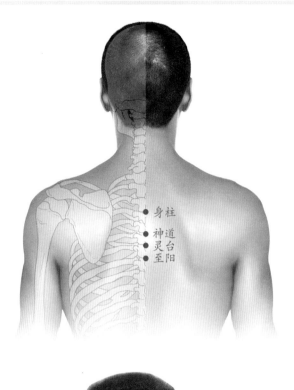

身柱
道台
神灵
灵阳
至

说明：C代表颈椎，
T代表胸椎。

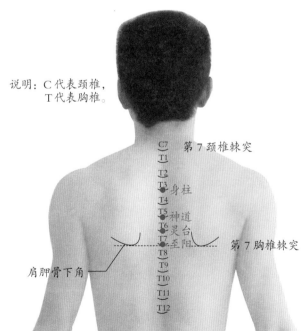

C7 第7颈椎棘突
T1
T2
T3
T4 身柱
T5 道台
T6 神灵
T7 灵阳 第7胸椎棘突
T8 至
T9
T10
T11
T12

肩胛骨下角

13 **陶道（GV13）**Táodào
督脉、足太阳经交会穴

定位 在脊柱区，第1胸椎棘突下凹陷中，后正中线上

【取法】先找到大椎穴（GV14），再向下数1个椎体，其棘突下的凹陷处，即为陶道穴。

【功效】清热止痛。

【主治】头痛、疟疾、热病、脊强。

【操作】向上微斜刺0.5~1寸；可灸。

14 **大椎（GV14）**Dàzhuī
督脉、手足三阳经交会穴☆

定位 在脊柱区，第7颈椎棘突下凹陷中，后正中线上

【取法】先找到第7颈椎棘突，即低头时，颈后部最高的骨性突起，其下凹陷处，即为大椎穴。

【功效】清热息风，止咳平喘，疏经通络止痛，疏风消疹。

【主治】热病、疟疾、咳嗽、气喘、骨蒸盗汗、癫痫、头痛项强、肩背痛、腰脊强痛、风疹。

【操作】直刺0.5~1寸；可灸。

15 **哑门（GV15）**Yǎmén
督脉、阳维脉交会穴

定位 在颈后区，第2颈椎棘突上际凹陷中，后正中线上

【取法】沿着脊柱，从后发际垂直向上量取0.5寸处，即为哑门穴。

【功效】通舌窍，开脑窍，安神志，通经络。

【主治】暴喑、舌强不语、癫狂痫、头痛、项强。

【操作】直刺或向下斜刺0.5~1寸，不可向上斜刺或深刺。因为深部接近延髓，必须严格掌握针刺的角度和深度。

16 **风府（GV16）**Fēngfǔ
督脉、阳维脉交会穴

定位 在颈后区，枕外隆凸直下，两侧斜方肌之间凹陷中

【取法】沿着脊柱，从后发际垂直向上量取1寸（一横指）处，即为风府穴。

【功效】平肝息风，清热消肿，清咽利嗓，息风定志。

【主治】头痛、项强、眩晕、咽喉肿痛、失音、癫狂、中风。

【操作】直刺或向下斜刺0.5~1寸，不可深刺，以免伤及深部延髓。

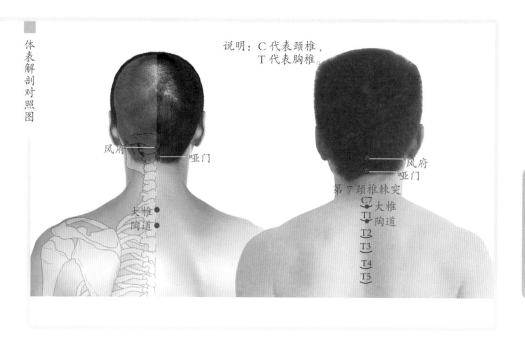

说明：C 代表颈椎，
T 代表胸椎。

风府
哑门

风府
哑门
第 7 颈椎棘突
C7
大椎
T1
陶道
T2
T3
T4
T5

大椎
陶道

穴位取法图

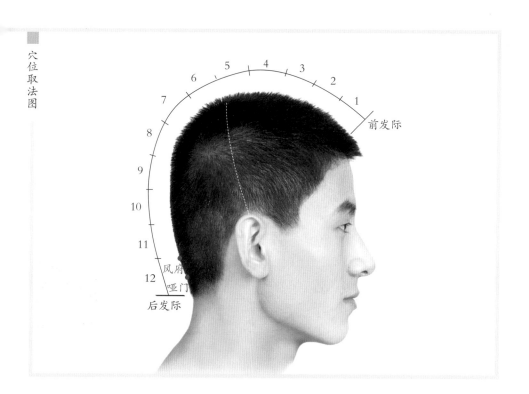

5
4
6
3
7
2
1
8
前发际
9
10
11
12
风府
哑门
后发际

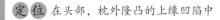

17 脑户（GV17）Nǎohù
督脉、足太阳经交会穴

定位 在头部，枕外隆凸的上缘凹陷中

【取法】沿着脊柱，从后发际垂直向上量取 2.5 寸处，触摸到的突起的骨性标志，即枕外隆凸，其上缘凹陷处，即为脑户穴。

【功效】息风止痛，柔筋开嗓，开窍醒神。

【主治】头痛、头晕、项强、失音、癫痫。

【操作】平刺 0.5~0.8 寸；可灸。

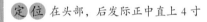

18 强间（GV18）
Qiángjiān

定位 在头部，后发际正中直上 4 寸

【取法】先取脑户穴（GV17），再垂直向上量取 1.5 寸处，即为强间穴。

【功效】平肝息风，开窍醒神。

【主治】头痛、目眩、项强、癫痫。

【操作】平刺 0.5~0.8 寸；可灸。

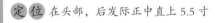

19 后顶（GV19）
Hòudǐng

定位 在头部，后发际正中直上 5.5 寸

【取法】先取脑户穴（GV17），再垂直向上量取 3 寸处，即为后顶穴。

【功效】平肝息风，开窍醒神。

【主治】头痛、眩晕、癫狂痫。

【操作】平刺 0.5~0.8 寸；可灸。

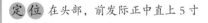

20 百会（GV20）Bǎihuì
督脉、足太阳经交会穴☆

定位 在头部，前发际正中直上 5 寸

【取法】先将耳郭向前折找到两耳尖，经过两耳尖做连线，其与头正中线的交点处，即为百会穴。

【功效】平肝息风，开窍醒脑，补脑安神，益气补中。

【主治】头痛、眩晕、中风失语、癫狂、脱肛、泄泻、阴挺、健忘、不寐。

【操作】平刺 0.5~0.8 寸；可灸。

取穴图解（第三版）

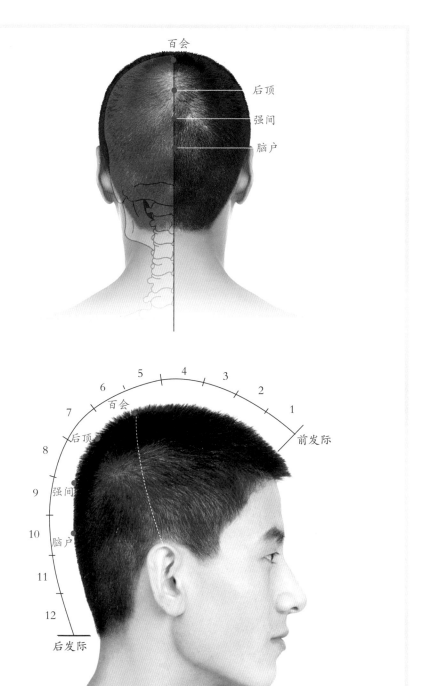

百会

后顶

强间

脑户

5   4   3

6   2

7 百会   1

前发际

后顶

8

9 强间

10 脑户

11

12

后发际

21 **前顶（GV21）**
Qiándǐng

定位 在头部，前发际正中直上 3.5 寸

【取法】沿头部正中线，从前发际垂直向上量取 3.5 寸处，即为前顶穴。
【功效】平肝息风，开窍醒脑，清热。
【主治】头痛、眩晕、鼻渊（鼻炎、鼻窦炎）、癫痫。
【操作】平刺 0.5~0.8 寸；可灸。

22 **囟会（GV22）**
Xìnhuì

定位 在头部，前发际正中直上 2 寸

【取法】沿头部正中线，从前发际垂直向上量取 2 寸处，即为囟会穴。
【功效】平肝息风，开窍醒脑，清热。
【主治】头痛、眩晕、鼻渊（鼻炎、鼻窦炎）、癫痫。
【操作】平刺 0.5~0.8 寸，小儿前囟未闭者禁针；可灸。

23 **上星（GV23）**
Shàngxīng

定位 在头部，前发际正中直上 1 寸

【取法】沿头部正中线，从前发际垂直向上量取 1 寸处，即为上星穴。
【功效】清热通络，开窍醒脑。
【主治】头痛、目痛、鼻渊（鼻炎、鼻窦炎）、鼻衄（鼻出血）、癫狂、疟疾、热病。
【操作】平刺 0.5~1 寸；可灸。

24 **神庭（GV24）**
Shéntíng ☆

定位 在头部，前发际正中直上 0.5 寸

【取法】沿头部正中线，从前发际垂直向上量取 0.5 寸处，即为神庭穴。
【功效】清热通络，开窍醒脑，安神补脑。
【主治】头痛、眩晕、失眠、鼻渊（鼻炎、鼻窦炎）、癫痫。
【操作】平刺 0.5~0.8 寸；可灸。

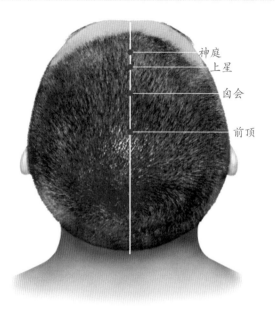

神庭
上星
囟会
前顶

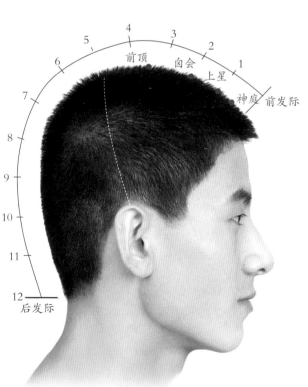

前顶　囟会
4
3
5
2
6
1
7　　　前发际
神庭
上星
8
9
10
11
12
后发际

25 素髎（GV25）
Sùliáo

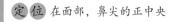 **定位** 在面部，鼻尖的正中央

【取法】找到鼻尖的正中央处，即为素髎穴。

【功效】宣通鼻窍，镇惊安神。

【主治】鼻渊（鼻炎、鼻窦炎）、鼻衄（鼻出血）、喘息、昏迷、惊厥、新生儿窒息。

【操作】向上斜刺 0.3~0.5 寸，或点刺出血。

26 水沟（GV26） Shuǐgōu
督脉、手足阳明经交会穴☆

定位 在面部，人中沟的上 1/3 与中 1/3 交点处

【取法】先找到人中沟，即鼻子和上嘴唇之间的浅沟。将人中沟 3 等分，其上 1/3 与中 1/3 交点处，即为水沟穴。

【功效】开窍醒神，镇惊安神，强腰止痛。

【主治】昏迷、昏厥、癫狂痫、小儿惊风、口角㖞斜、腰脊强痛。本穴为急救穴之一。强烈刺激有促醒作用。

【操作】向上斜刺 0.3~0.5 寸，或用指甲按掐。

27 兑端（GV27）
Duìduān

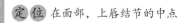 **定位** 在面部，上唇结节的中点

【取法】先找到人中沟即鼻子和上嘴唇之间的浅沟，人中沟下端的皮肤与上唇的交界处，即为兑端穴。

【功效】消肿止痛，祛风通络，开窍醒神。

【主治】癫狂、齿龈肿痛、口㖞、鼻衄（鼻出血）。

【操作】向上斜刺 0.2~0.3 寸。

28 龈交（GV28）
Yínjiāo

定位 在上唇内，上唇系带与上齿龈的交点

【取法】在上唇内的正中线上找到唇系带，即联系上齿龈与上唇之间的细薄带状结构。唇系带与上齿龈的相接处，即为龈交穴。

【功效】清热消肿，安神醒脑。

【主治】癫狂、齿龈肿痛、口㖞、口臭、鼻渊（鼻炎、鼻窦炎）。

【操作】向上斜刺 0.2~0.3 寸，或点刺出血。

29 印堂（GV29）
Yìntáng ☆

定位 在头部，两眉毛内侧端中间的凹陷中

【取法】在两侧眉毛的内侧端之间作一连线，其中点处，即为印堂穴。

【功效】息风止痛，清热止血，安神。

【主治】头痛、眩晕、鼻衄（鼻出血）、鼻渊（鼻炎、鼻窦炎）、小儿惊风、失眠。

【操作】提捏局部皮肤，平刺 0.3~0.5 寸，或用三棱针点刺出血；可灸。

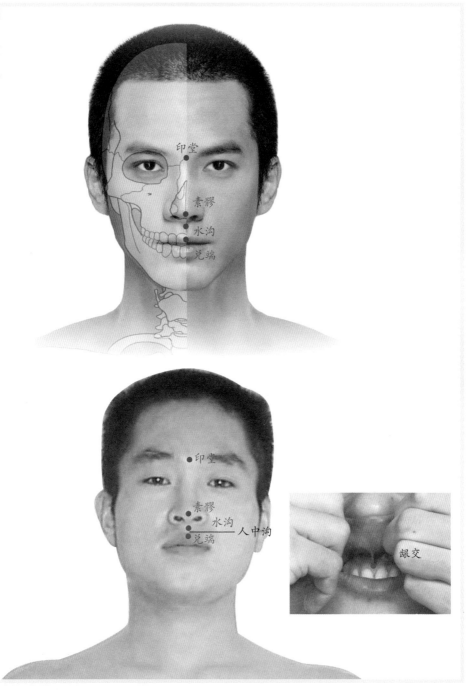

印堂

素髎

水沟

兑端

印堂

素髎

水沟 —— 人中沟

兑端

龈交

十四、任脉（CV）

（一） 经脉循行

1. 循行路线

起于小腹内，下出于会阴，向上行于阴毛部，沿着腹内，向上经过关元等穴，到达咽喉部，再上行环绕口唇，经过面部，进入目眶下（承泣）。

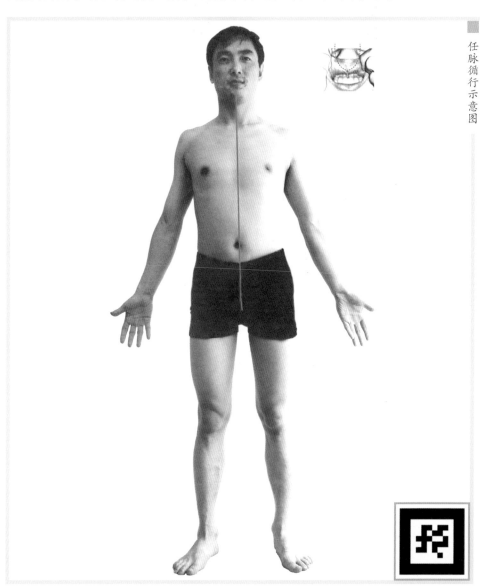

任脉循行示意图

2.联系脏器

肾、心、肺、脾、胃、肝、胆、咽。

（二）所属腧穴

1 会阴（CV1）Huìyīn
任脉、督脉、冲脉交会穴

定位 在会阴区，男性在阴囊根部与肛门连线的中点，女性在大阴唇后联合与肛门连线的中点

【取法】 ①男性取穴法：在会阴部，先找到阴囊根部，再找到肛门，两者连线的中点，即为该穴。②女性取穴法：先找到大阴唇后联合，再找到肛门，两者连线的中点，即为该穴。

【功效】 调经止带，温肾壮阳，通利小便，涩精止遗。

【主治】 小便不利、遗尿、遗精、阳痿、痛经、月经不调、带下。

【操作】 直刺 0.5~1 寸；可灸。孕妇慎用。

体表解剖对照图

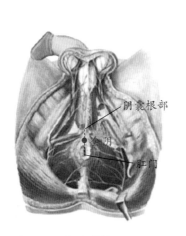

（1）男性

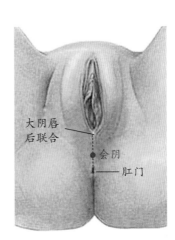

（2）女性

2 **曲骨（CV2）** Qūgǔ
任脉、足厥阴经交会穴

定位 在下腹部，耻骨联合上缘，前正中线上

【取法】沿着前正中线，从下腹部向下摸到一横向走行的骨性标志，即为耻骨联合。其上缘处，即是曲骨穴。

【功效】调经止带，温肾壮阳，通利小便，涩精止遗。

【主治】小便不利、遗尿、遗精、阳痿、痛经、月经不调、带下。

【操作】直刺0.5~1寸，内为膀胱，应在排尿后进行操作；可灸。孕妇慎用。

3 **中极（CV3）** Zhōngjí
膀胱募穴；任脉、足三阴经交会穴☆

定位 在下腹部，脐中下4寸，前正中线上

【取法】沿着前正中线，从肚脐中央垂直向下量取4寸处，即为中极穴。

【功效】补气益中，涩精止遗，调经止带，温肾壮阳。

【主治】小便不利、遗尿、疝气、遗精、阳痿、月经不调、崩漏、带下、阴挺、不孕。

【操作】直刺0.5~1寸；可灸。孕妇慎用。

4 **关元（CV4）** Guānyuán
小肠募穴；任脉、足三阴经交会穴☆

定位 在下腹部，脐中下3寸，前正中线上

【取法】沿着前正中线，从肚脐中央垂直向下量取3寸处，即为关元穴。

【功效】补气益中，涩精止遗，调经止带，温肾壮阳，渗湿止泻。

【主治】遗尿、小便频数、尿闭、泄泻、遗精、阳痿、疝气、月经不调、带下、不孕、中风脱证、虚痨羸瘦。本穴有强壮作用，为保健要穴。

【操作】直刺1~2寸；可灸。孕妇慎用。

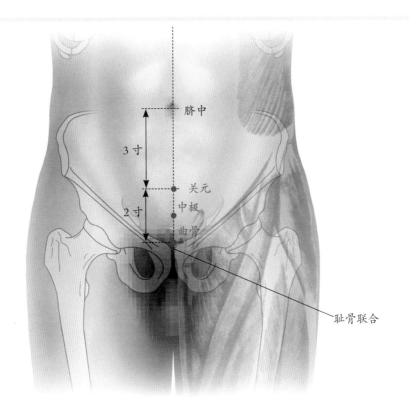

脐中

3 寸

关元
中极
曲骨

2 寸

耻骨联合

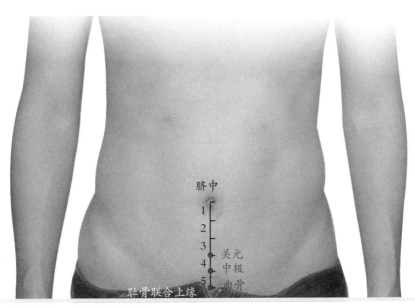

脐中

1
2
3 关元
4 中极
5 曲骨

耻骨联合上缘

5 石门（CV5）
Shí mén　三焦募穴

定位 在下腹部，脐中下 2 寸，前正中线上

【取法】沿着前正中线，从肚脐中央垂直向下量取 2 寸处，即为石门穴。

【功效】涩精止遗，调经止带，温肾壮阳，渗湿止泻。

【主治】腹痛、水肿、疝气、小便不利、泄泻、经闭、带下、崩漏。

【操作】直刺 1~2 寸；可灸。孕妇慎用。

6 气海（CV6）
Qì hǎi　肓之原穴☆

定位 在下腹部，脐中下 1.5 寸，前正中线上

【取法】沿着前正中线，从肚脐中央垂直向下量取 1.5 寸处，即为气海穴。

【功效】补气益中，涩精止遗，调经止带，温肾壮阳，渗湿止泻。

【主治】腹痛、泄泻、便秘、遗尿、疝气、遗精、阳痿、月经不调、经闭、崩漏、虚脱、形体羸瘦。本穴有强壮作用，为保健要穴。

【操作】直刺 1~2 寸；可灸。孕妇慎用。

7 阴交（CV7）Yīnjiāo
任脉、冲脉交会穴

定位 在下腹部，脐中下 1 寸，前正中线上

【取法】沿着前正中线，从肚脐中央垂直向下量取 1 寸处，即为阴交穴。

【功效】调经止带，温中散寒。

【主治】腹痛、疝气、水肿、月经不调、带下。

【操作】直刺 1~2 寸；可灸。孕妇慎用。

8 神阙（CV8）
Shénquè ☆

定位 在脐区，脐中央

【取法】找到肚脐的中央处，即为神阙穴。

【功效】补中益气，固脱止泻。

【主治】腹痛、泄泻、脱肛、水肿、虚脱。

【操作】因消毒不便，故本穴一般不行针刺，多用艾条灸或艾炷隔盐灸。

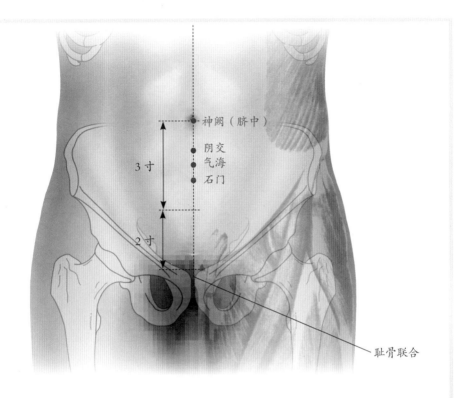

3 寸

2 寸

神阙（脐中）

阴交
气海
石门

耻骨联合

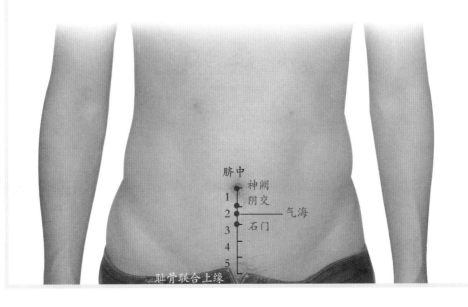

脐中
1
2
3
4
5

神阙
阴交
气海
石门

耻骨联合上缘

9 水分（CV9） Shuǐfēn **定位** 在上腹部，脐中上1寸，前正中线上

【取法】沿着前正中线，从肚脐中央垂直向上量取1寸处，即为水分穴。

【功效】利水渗湿，通利小便，降逆止呕。

【主治】水肿、小便不通、腹泻、腹痛、反胃、吐食。

【操作】直刺1~2寸；可灸。

10 下脘（CV10） Xiàwǎn
任脉、足太阴经交会穴 **定位** 在上腹部，脐中上2寸，前正中线上

【取法】沿着前正中线，从肚脐中央垂直向上量取2寸处，即为下脘穴。

【功效】理气止痛，健脾消食，消胀止痞。

【主治】腹痛、腹胀、泄泻、呕吐、食谷不化、痞块。

【操作】直刺1~2寸；可灸。

11 建里（CV11） Jiànlǐ **定位** 在上腹部，脐中上3寸，前正中线上

【取法】沿着前正中线，从肚脐中央垂直向上量取3寸处，即为建里穴。

【功效】健脾渗湿，和胃止痛。

【主治】胃痛、呕吐、食欲不振、腹胀、水肿。

【操作】直刺1~2寸；可灸。

12 中脘（CV12） Zhōngwǎn 胃募穴；八会
穴之腑会；任脉、手太阳经、足阳明经交会穴☆ **定位** 在上腹部，脐中上4寸，前正中线上

【取法】沿着前正中线，从肚脐中央垂直向上量取4寸处，即为中脘穴。

【功效】制酸止痛，降逆止呕，清热利湿，安神定志。

【主治】胃痛、呕吐、吞酸、呃逆、腹胀、泄泻、黄疸、癫狂。

【操作】直刺1~1.5寸；可灸。

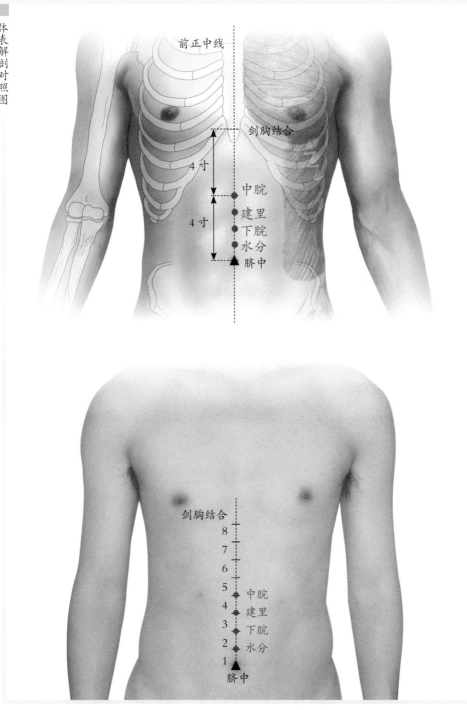

体表解剖对照图

前正中线

剑胸结合

4寸

中脘
建里
下脘
水分
脐中

4寸

剑胸结合

8
7
6
5 中脘
4 建里
3 下脘
2 水分
1
脐中

第●章　十四经穴

13 **上脘（CV13）**Shàngwǎn
任脉、手太阳经、足阳明经交会穴

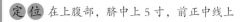 **定位** 在上腹部，脐中上 5 寸，前正中线上

【**取法**】沿着前正中线，从肚脐中央垂直向上量取 5 寸处，即为上脘穴。

【**功效**】降逆止呕，和胃止痛，安神定志。

【**主治**】胃痛、呕吐、呃逆、腹胀、癫痫。

【**操作**】直刺 1~1.5 寸；可灸。

14 **巨阙（CV14）**
Jùquè　心募穴

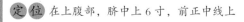 **定位** 在上腹部，脐中上 6 寸，前正中线上

【**取法**】沿着前正中线，从肚脐中央垂直向上量取 6 寸处，即为巨阙穴。

【**功效**】益心安神，定悸止惊，降逆止呕，开窍醒神。

【**主治**】胸痛、心痛、心悸、呕吐、癫狂痫。

【**操作**】向上斜刺 0.5~1 寸，不可深刺，以免损伤肝脏；可灸。

15 **鸠尾（CV15）**
Jiūwěi 络穴；膏之原穴

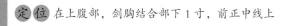 **定位** 在上腹部，剑胸结合部下 1 寸，前正中线上

【**取法**】在上腹部，前正中线上，先找到剑胸结合部，即腹部正中垂直向上摸到的一个"人"字形的骨性标志，其尖端处。剑胸结合部直下 1 寸，即为鸠尾穴。

【**功效**】宽胸止痛，降逆止呕，开窍醒神。

【**主治**】胸痛、呃逆、腹胀、癫狂痫。

【**操作**】向上斜刺 0.5~1 寸。

16 **中庭（CV16）**
Zhōngtíng

定位 在胸部，剑胸结合中点处，前正中线上

【**取法**】先确定第 5 肋间隙，男性乳头水平正对第 4 肋间隙，再向下数 1 个肋间隙即是；女性则从胸部锁骨下平胸骨角处的第 2 肋向下数至第 5 肋下方作水平线，与胸部正中线相交处，即为中庭穴。

【**功效**】宽胸止痛，降逆止呕。

【**主治**】胸胁胀痛、心痛、呕吐、小儿吐乳。

【**操作**】平刺 0.3~0.5 寸；可灸。

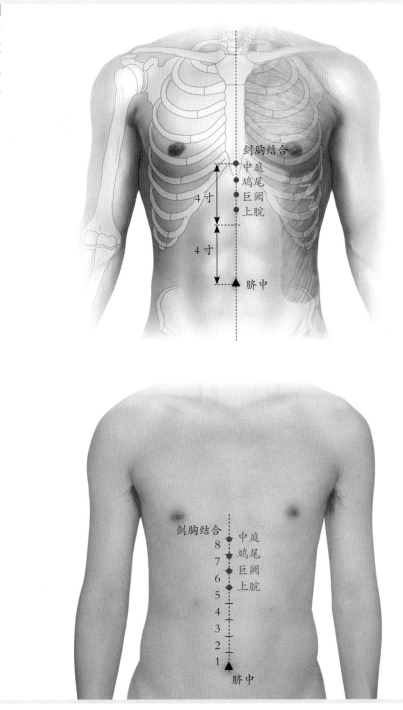

剑胸结合

中庭
尾翳
鸠尾
巨阙
上脘

4寸

4寸

脐中

剑胸结合

中庭
尾翳
鸠尾
巨阙
上脘

8
7
6
5
4
3
2
1

脐中

17 **膻中（CV17）Dànzhōng**
心包募穴；八会穴之气会☆

定位 在胸部，横平第 4 肋间隙，前正中线上

【取法】先确定第 4 肋间隙，男性乳头水平正对第 4 肋间隙，女性则从胸部锁骨下平胸骨角处的第 2 肋向下数至第 4 肋下方，作水平线，与胸部正中线相交处，即为膻中穴。

【功效】止咳平喘，安心定悸，降逆止呕。

【主治】咳嗽、气喘、胸痛、心悸、乳少、呕吐、噎膈。

【操作】平刺 0.3~0.5 寸；可灸。

18 **玉堂（CV18）**
Yùtáng

定位 在胸部，横平第 3 肋间隙，前正中线上

【取法】先确定第 3 肋间隙，男性乳头水平正对第 4 肋间隙，再向上数 1 个肋间隙即是，女性则从胸部锁骨下平胸骨角的第 2 肋向下数至第 3 肋下方，作水平线，与胸部正中线相交处，即为玉堂穴。

【功效】止咳平喘，宽胸止痛，降逆止呕。

【主治】咳嗽、气喘、胸痛、呕吐。

【操作】平刺 0.3~0.5 寸；可灸。

19 **紫宫（CV19）**
Zǐgōng

定位 在胸部，横平第 2 肋间隙，前正中线上

【取法】胸骨角平第 2 肋，其下方即第 2 肋间隙，作水平线，与胸部正中线相交处，即为紫宫穴。

【功效】止咳平喘，宽胸止痛。

【主治】咳嗽、气喘、胸痛。

【操作】平刺 0.3~0.5 寸；可灸。

20 **华盖（CV20）**
Huágài

定位 在胸部，横平第 1 肋间隙，前正中线上

【取法】胸骨角平第 2 肋，其上方即为第 1 肋间隙，作水平线，与胸部正中线相交处，即为华盖穴。

【功效】止咳平喘，宽胸止痛。

【主治】咳嗽、气喘、胸胁胀痛。

【操作】平刺 0.3~0.5 寸；可灸。

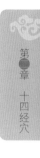

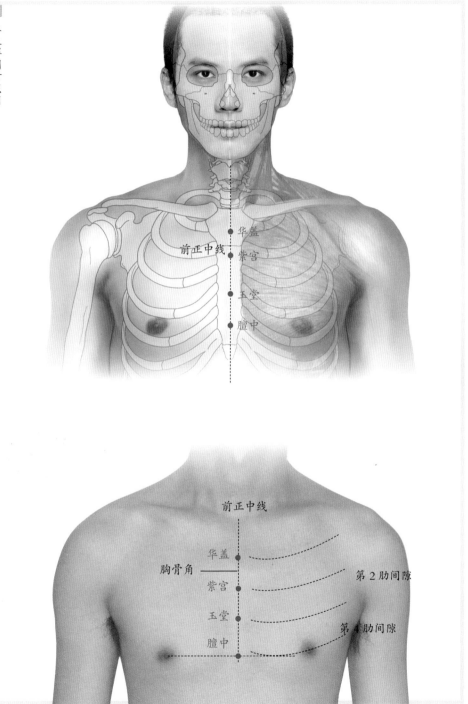

华盖

前正中线　紫宫

玉堂

膻中

前正中线

华盖

胸骨角 ——　紫宫　　　　　　第 2 肋间隙

玉堂

膻中　　　　　　　　　第 4 肋间隙

21 璇玑（CV21）
Xuánjī
定位 在胸部，胸骨上窝下1寸，前正中线上

【取法】先找到天突穴（CV22），该穴下1寸处，即为璇玑穴。
【功效】止咳平喘，宽胸止痛，清热利咽。
【主治】咳嗽、气喘、胸痛、咽喉肿痛。
【操作】平刺0.3~0.5寸；可灸。

22 天突（CV22）Tiāntū
任脉、阴维脉交会穴
定位 在颈前区，胸骨上窝中央，前正中线上

【取法】先找到胸骨上窝，即顺着胸部正中线向上，一直摸到骨性标志结束的地方有一凹陷处即是，其中央处，即是天突穴。
【功效】止咳平喘，清热利咽，降逆下气。
【主治】咳嗽、气喘、胸痛、咽喉肿痛、暴喑、瘿气、梅核气、噎膈。
【操作】先直刺0.2寸，然后将针尖转向下方，紧靠胸骨后方刺入1~1.5寸；可灸。

23 廉泉（CV23）Liánquán
任脉、阴维脉交会穴
定位 在颈前区，喉结上方，舌骨上缘凹陷中，前正中线上

【取法】先在颈部找到结喉，即颈部正中最突出的骨性标志，男性更加明显，再向上摸到另一个骨性标志，即舌骨，其上缘凹陷处，即为廉泉穴。
【功效】开舌窍，通喉痹，利咽喉。
【主治】舌下肿痛、舌纵流涎、舌强不语、暴喑、喉痹、吞咽困难。
【操作】向舌根斜刺0.5~0.8寸；可灸。

24 承浆（CV24）Chéngjiāng
任脉、足阳明经交会穴
定位 在面部，颏唇沟的正中凹陷处

【取法】先在下巴上找到颏唇沟，即下嘴唇下方，下巴中央的浅沟。其正中凹陷处，即为承浆穴。
【功效】通经活络，摄涎开音。
【主治】口㖞、齿龈肿痛、流涎、暴喑、癫狂。
【操作】斜刺0.3~0.5寸；可灸。

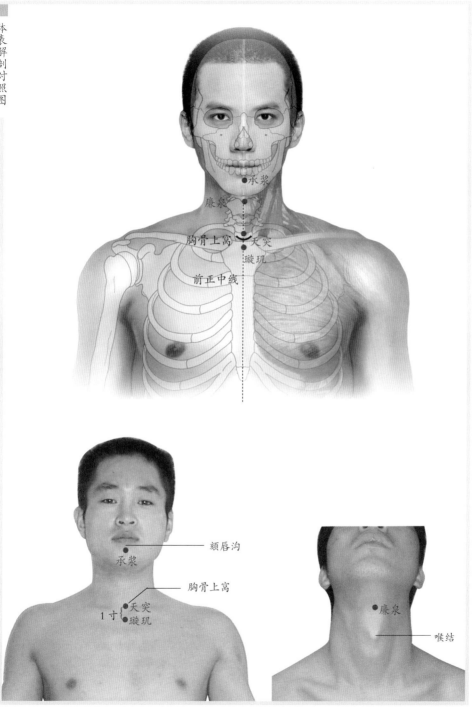

承浆

廉泉

胸骨上窝　天突

璇玑

前正中线

颏唇沟

承浆

胸骨上窝

天突

1寸　璇玑

廉泉

喉结

第三章

经外奇穴

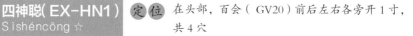

取穴图解（第三版）

1　四神聪（EX-HN1）
Sìshéncōng ☆

定位　在头部，百会（GV20）前后左右各旁开 1 寸，共 4 穴

【取法】先在头顶确定百会穴（GV20），再向前后左右各量取 1 寸处，共有 4 个点。

【功效】息风止痛，安神补脑。

【主治】头痛、眩晕、失眠、健忘、癫痫。

【操作】平刺 0.5~0.8 寸；可灸。

2　鱼腰（EX-HN4）
Yúyāo

定位　在头部，瞳孔直上，眉毛中

【取法】在两侧眉毛的中点处，即为鱼腰穴。

【功效】清热消肿，散瘀止痛，濡养筋脉，疏经提肌。

【主治】眉棱骨痛、眼睑瞤动、眼睑下垂、目赤肿痛、口眼㖞斜、目翳。

【操作】平刺 0.3~0.5 寸；可灸。

3　上明
Shàngmíng

定位　在额部，眉弓中点，眶上缘下。

【取法】先找到鱼腰穴（EX-HN4），再垂直向下触摸到一弧形的骨性标志，即眼眶上缘，其下方即是上明穴。

【功效】明目。

【主治】目疾。

【操作】轻压眼球向下，向眼眶边缘缓慢直刺 0.5~1.5 寸，不提插。

4　太阳（EX-HN5）
Tàiyáng ☆

定位　在头部，眉梢与目外眦之间，向后约一横指的凹陷中

【取法】先找到眉毛外端，再找到外眼角，在二者之间作一连线，其中点向后 1 寸（一横指），用手指按到的凹陷处，即为太阳穴。

【功效】止痛明目。

【主治】头痛、目疾。

【操作】直刺或斜刺 0.3~0.5 寸，或点刺出血。

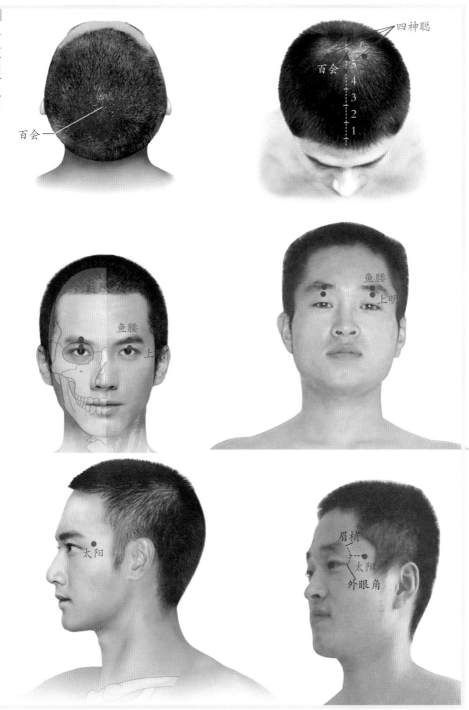

体表解剖对照图

百会

四神聪

百会

5
4
3
2
1

鱼腰
上明

鱼腰
上明

太阳

眉梢
太阳
外眼角

第一章 经外奇穴

225

5　球后（EX-HN7）
Qiúhòu

定位　在面部，眶下缘外 1/4 与内 3/4 交界处

【取法】 先找到眼眶下缘，即由眼球往下触摸到的弧形骨性标志。再把眼眶下缘由内（鼻子侧）而外（耳朵侧）4 等分，其外 1/4 与内 3/4 交界处，即为球后穴。

【功效】 明目。

【主治】 目疾。

【操作】 轻压眼球向上，向眼眶边缘缓慢直刺 0.5~1.5 寸，不提插。

6　上迎香（EX-HN8）
Shàngyíngxiāng

定位　在面部，鼻翼软骨与鼻甲的交界处，近鼻唇沟上端处

【取法】 先找到鼻唇沟，即双侧面颊与上唇交界处，自鼻翼外缘斜向外下方的浅沟。在其上端，正当鼻翼软骨与鼻甲的交界处，即为上迎香穴。

【功效】 清热通窍。

【主治】 鼻渊（鼻炎、鼻窦炎）、鼻部疮疖。

【操作】 向内平刺 0.3~0.5 寸；可灸。

7　夹承浆
Jiáchéngjiāng

定位　在面部，承浆穴旁开 1 寸。

【取法】 先找到承浆穴（CV24），再水平向左、右两侧量取 1 寸处，即为夹承浆穴。

【功效】 清热止痛，濡养经脉。

【主治】 齿龈肿痛、口㖞。

【操作】 斜刺或平刺 0.3~0.5 寸；可灸。

8　金津（EX-HN12）
Jīnjīn

定位　在口腔内，舌下系带左侧的静脉上

【取法】 伸出舌头，在舌的底面，舌与口腔底部之间的细薄带状结构即是舌系带。在其左侧静脉（青筋）上，即为金津穴。

【功效】 软舌消肿，止呕生津。

【主治】 口疮、舌强、舌肿、呕吐、消渴。

【操作】 点刺出血。

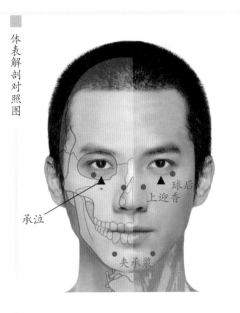

承泣

球后

上迎香

夹承浆

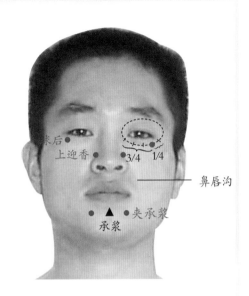

球后

上迎香

3/4 1/4

鼻唇沟

承浆

夹承浆

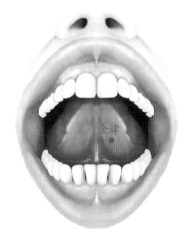

金津

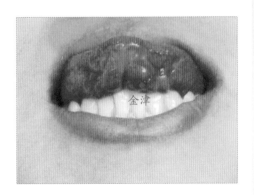

金津

9 玉液（EX-HN13）
Yùyè

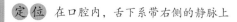

定位 在口腔内，舌下系带右侧的静脉上

【**取法**】伸出舌头，在舌的底面，舌与口腔底部之间的细薄带状结构即是舌系带。在其右侧的静脉（青筋）上，即为玉液穴。

【**功效**】软舌消肿，止呕生津。

【**主治**】口疮、舌强、舌肿、呕吐、消渴。

【**操作**】点刺出血。

10 牵正
Qiānzhèng

定位 在面颊部，耳垂前 0.5~1 寸处

【**取法**】先找到耳垂，再从耳垂向面颊部水平量取 0.5~1 寸处，即为牵正穴。

【**功效**】软肌通络，清热消疮。

【**主治**】口喎、口疮。

【**操作**】点刺出血。

11 翳明（EX-HN14）
Yìmíng

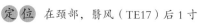

定位 在颈部，翳风（TE17）后 1 寸

【**取法**】先找到翳风穴（TE17），该穴后 1 寸处，即为翳明穴。

【**功效**】息风止痛，安神明目。

【**主治**】头痛、眩晕、目疾、耳鸣、失眠。

【**操作**】直刺 0.5~1 寸；可灸。

12 安眠
Anmián

定位 在项部，当翳风穴与风池穴连线的中点

【**取法**】先找到翳风穴（TE17）和风池穴（GB20），两穴之间作一连线，其中点处，即为安眠穴。

【**功效**】息风止痛，安神定志。

【**主治**】失眠、头痛、眩晕、心悸、癫狂。

【**操作**】直刺 0.8~1.2 寸；可灸。

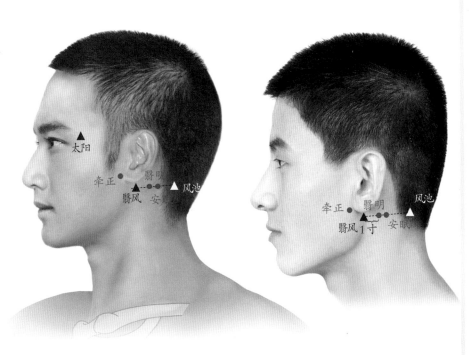

太阳

牵正 翳明 风池
翳风 安眠

牵正 翳明 风池
翳风 1寸 安眠

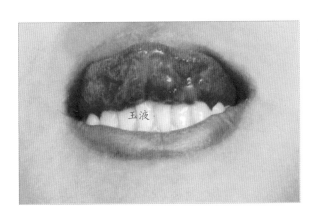

玉液

1　子宫（EX-CA1）
Zǐgōng

定位　在下腹部，当脐中下 4 寸，前正中线旁开 3 寸

【取法】先从肚脐中央垂直向下量取 4 寸，作水平线；再从前正中线向外量取 3 寸处作垂直线。两线相交处，即为子宫穴。

【功效】主治妇科疾病。

【主治】阴挺、月经不调、痛经、崩漏、不孕。

【操作】直刺 0.8~1.2 寸。

2　三角灸
Sānjiǎojiǔ

定位　在下腹部，肚脐两侧下方

【取法】以被操作者两口角之间的长度为一边，作等边三角形，将顶角置于肚脐中央，底边呈水平线，两底角处是三角灸穴，共 2 穴。

【功效】补气升陷，缓急止痛。

【主治】疝气、腹痛。

【操作】艾炷灸 5~7 壮。

体表解剖对照图

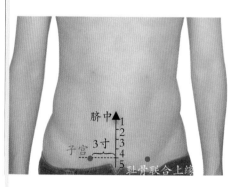

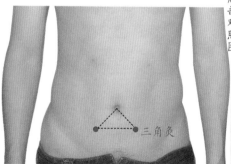

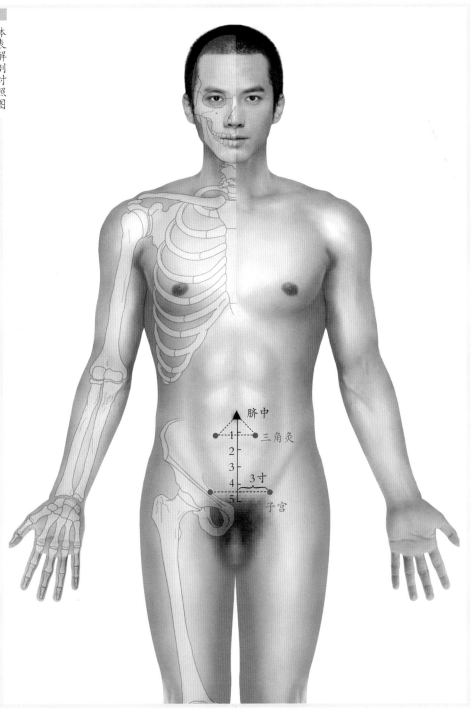

脐中

三角灸

3寸

子宫

1 定喘（EX-B1）
Dìngchuǎn ☆

定位 在脊柱区，横平第7颈椎棘突下，后正中线旁开0.5寸

【取法】先找到第7颈椎，即低头时，后颈部最突起的骨性标志；其下旁开0.5寸处，即为定喘穴。

【功效】消喘止咳止痛。

【主治】哮喘、咳嗽、肩背痛。

【操作】直刺0.5~0.8寸；可灸。

2 夹脊（EX-B2）
Jiájǐ ☆

定位 在脊柱区，第1胸椎至第5腰椎棘突下两侧，后正中线旁开0.5寸，一侧17穴

【取法】在背腰部，先找到第1胸椎棘突。低头时后颈部最突起的骨性标志为第7颈椎棘突，再向下数1个骨性标志即第1胸椎棘突，并逐个数到第5腰椎棘突，在每一个骨性标志下两侧，后正中线旁开0.5寸处，即为夹脊穴。胸椎有12个，腰椎有5个，故夹脊穴一侧有17穴，左右共34穴。

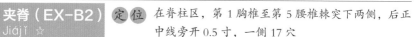

【功效】调理脏腑，通经活络。

【主治】适应范围较广，其中上胸部的穴位治疗心肺、上肢疾病；下胸部的穴位治疗胃肠疾病；腰部的穴位治疗腰腹及下肢疾病。

【操作】直刺0.3~0.5寸；或用梅花针扣刺；可灸。

3 胃脘下俞（EX-B3）
Wèiwǎnxiàshū

定位 在脊柱区，横平第8胸椎棘突下，后正中线旁开1.5寸

【取法】先找到第7胸椎，即双手下垂，两肩胛骨下角连线与后正中线的交点处，再向下数1个骨性突起，即为第8胸椎棘突。其下凹陷再旁开1.5寸处，即为胃脘下俞穴。

【功效】止痛生津。

【主治】胃痛、腰痛、胸胁痛、消渴。

【操作】斜刺0.3~0.5寸；可灸。

4 痞根（EX-B4）
Pǐgēn

定位 在腰区，横平第1腰椎棘突下，后正中线旁开3.5寸

【取法】先在两边侧腹部找到骨盆弓形上缘的最高点，即髂嵴最高点，两髂嵴最高点连线与后正中线的交点处，即为第4腰椎棘突，再向上数3个骨性突起，即为第1腰椎棘突，其下凹陷再旁开3.5寸处，即为痞根穴。

【功效】消痞止痛。

【主治】痞块、腰痛。

【操作】直刺0.5~1寸；可灸。

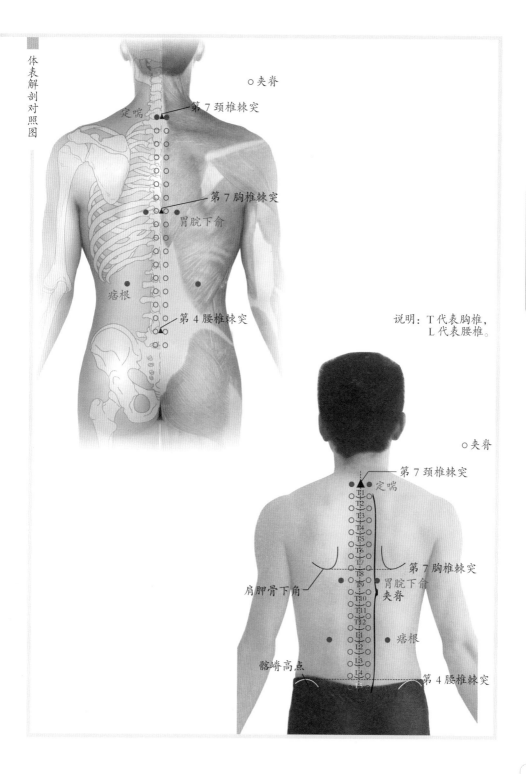

○夹脊

第7颈椎棘突

定喘

第7胸椎棘突

胃脘下俞

痞根

第4腰椎棘突

说明：T代表胸椎，
L代表腰椎。

○夹脊

第7颈椎棘突

定喘

T1
T2
T3
T4
T5
T6
T7
T8
T9
T10
T11
T12
L1
L2
L3
L4
L5

第7胸椎棘突

肩胛骨下角

胃脘下俞

夹脊

痞根

髂嵴高点

第4腰椎棘突

5 腰眼（EX-B7）
Yāoyǎn

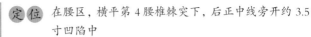

定位 在腰区，横平第4腰椎棘突下，后正中线旁开约3.5寸凹陷中

【取法】先找到第4腰椎棘突［见痞根穴（EX-B4）的取法］，其下凹陷再旁开约3.5寸处，即为腰眼穴。

【功效】调经止痛止带。

【主治】腰痛、月经不调、带下。

【操作】直刺1~1.5寸；可灸。

6 十七椎（EX-B8）
Shíqīzhuī

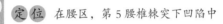

定位 在腰区，第5腰椎棘突下凹陷中

【取法】先找到第4腰椎棘突，再向下数1个骨性突起，即为第5腰椎棘突，其下凹陷处，即为十七椎穴。

【功效】温经通络，调经养血。

【主治】腰腿痛、下肢瘫痪、崩漏、月经不调。

【操作】直刺0.5~1寸；可灸。

7 腰奇（EX-B9）
Yāoqí

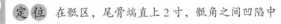

定位 在骶区，尾骨端直上2寸，骶角之间凹陷中

【取法】沿着脊柱向下触摸至尾骨末端，再垂直向上量取2寸的凹陷处，即为腰奇穴。

【功效】安神定志，止痛，通便。

【主治】癫痫、头痛、失眠、便秘。

【操作】向上平刺1~1.5寸；可灸。

取穴图解（第三版）

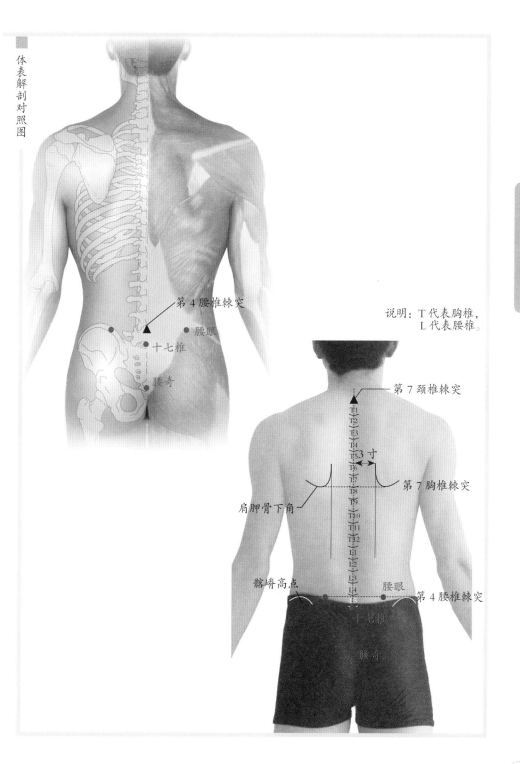

第 4 腰椎棘突

腰眼

十七椎

腰奇

说明：T 代表胸椎，
　　　L 代表腰椎。

第 7 颈椎棘突

3 寸

第 7 胸椎棘突

肩胛骨下角

髂嵴高点

腰眼　第 4 腰椎棘突

十七椎

腰奇

| 1 | 肩前
Jiānqián | 定位 | 在肩部，正坐垂臂，当腋前皱襞顶端与肩髃穴连线的中点 |

【取法】手臂下垂，先找到肩髃穴（LI15）；再找到腋窝前皱襞的顶端。
二者连线的中点，即为肩前穴。

【功效】通络止痛。

【主治】肩臂痛、臂不能举。

【操作】直刺 1~1.5 寸；可灸。

| 2 | 肘尖（EX-UE1）
Zhǒujiān | 定位 | 在肘后区，尺骨鹰嘴的尖端 |

【取法】屈肘，在手臂背侧触摸到肘关节的最尖端处，即为肘尖穴。

【功效】软坚散结消痈。

【主治】瘰疬（颈部淋巴结结核）、痈疽、肠痈（急慢性阑尾炎、阑尾周
围脓肿等）。

【操作】艾炷灸 7~15 壮。

| 3 | 二白（EX-UE2）
Èrbái | 定位 | 在前臂前区，腕掌侧远端横纹上 4 寸，桡侧腕屈
肌腱的两侧，左右上肢各 2 穴 |

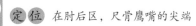

【取法】自然握拳，向手掌侧用力屈曲，可以看见前臂掌侧有 2 条肌腱，
靠近拇指侧的即为桡侧腕屈肌腱。再从手掌与手臂连接处最靠近
手掌的横纹向上量取 4 寸处作水平线，与桡侧腕屈肌腱两侧相交
处，即为二白穴。

【功效】提肛消痔，局部止痛。

【主治】痔疾、脱肛、前臂痛、胸胁痛。

【操作】直刺 0.5~0.8 寸；可灸。

| 4 | 中泉（EX-UE3）
Zhōngquán | 定位 | 在前臂后区，腕背侧远端横纹上，指总伸肌腱桡
侧的凹陷中 |

【取法】手指张开，稍用力向手背侧屈曲，可以看见腕背侧有一明显的肌
腱，从腕背横纹开始分别走行到各个手指，即是指总伸肌腱。在
腕背横纹上，该肌腱拇指侧的凹陷处，即为中泉穴。

【功效】降逆止呕，舒胸止痛。

【主治】胸闷、胃痛、呕吐。

【操作】直刺 0.3~0.5 寸；可灸。

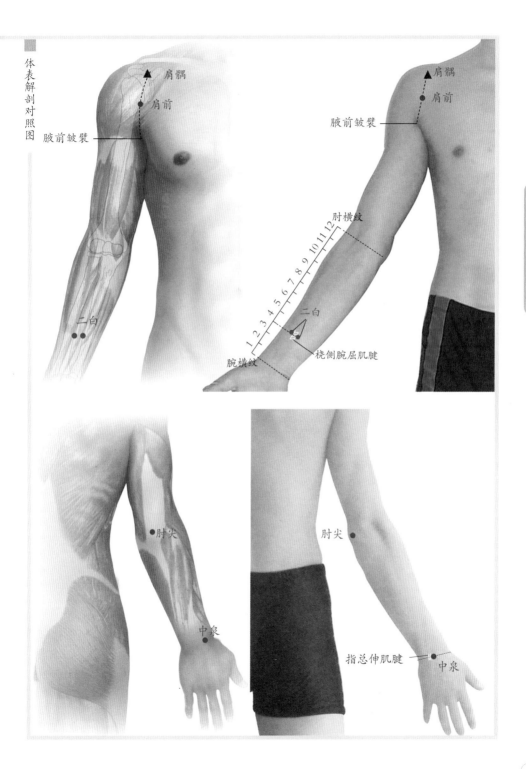

肩髃

肩前

腋前皱襞

肘横纹

12 11 10 9 8 7 6 5 4 3 2 1

二白

桡侧腕屈肌腱

腕横纹

二白

肩髃

肩前

腋前皱襞

肘尖

中泉

肘尖

指总伸肌腱

中泉

5 中魁（EX-UE4）
Zhōngkuí

定位 在手指，中指背面，近侧指间关节的中点处

【取法】先在中指背侧找到近端指间关节，其中点处，即为中魁穴。

【功效】降逆消食止呕。

【主治】噎膈、呕吐、食欲不振、呃逆。

【操作】针刺0.2~0.3寸；艾炷灸5~7壮。

6 腰痛点（EX-UE7）
Yāotòngdiǎn

定位 在手背，第2、3掌骨间及第4、5掌骨间，腕背侧远端横纹与掌指关节的中点处，一手2穴

【取法】先在手背找到第2、3掌骨之间和第4、5掌骨之间，作垂直线；再找到手背与手臂连接处的腕横纹、手背与手指连接处的掌指关节，于二者连线的中点处，作水平线，两条垂直线和水平线相交处，即为腰痛点穴。一侧2穴，左右共4穴。

【功效】活络止痛。

【主治】急性腰扭伤。

【操作】由两侧向掌中斜刺0.5~0.8寸。

7 外劳宫（EX-UE8）
Wàiláogōng

定位 在手背，第2、3掌骨间，掌指关节后0.5寸（指寸）凹陷中

【取法】先找到第2、3掌骨之间，再从手指与手背连接处的指掌关节向近端量取约0.5寸处，即为外劳宫穴。

【功效】活络止痛。

【主治】落枕、手臂痛、胃痛。

【操作】直刺或斜刺0.5~0.8寸。

8 八邪（EX-UE9）
Bāxié

定位 在手背，第1~5指间，指蹼缘后方赤白肉际处，左右共8穴

【取法】先找到手背第1~5指间，手指根部两两之间，皮肤颜色深浅交界处，即为八邪穴。左右共8穴。

【功效】清热解毒，消肿止痛。

【主治】手指麻木、烦热、目痛、毒蛇咬伤、手背肿痛。

【操作】斜刺0.5~0.8寸，或点刺出血。

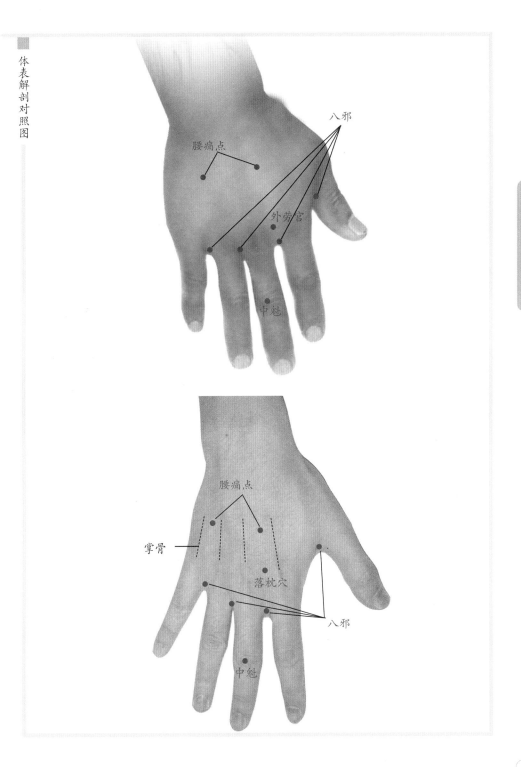

八邪

腰痛点

外劳宫

中魁

腰痛点

掌骨

落枕穴

八邪

中魁

9 四缝（EX-UE10） Sìfèng

定位 在手指，第 2~5 指掌面的近侧指间关节横纹的中央，一手 4 穴

【取法】 先在手掌侧找到示指（食指）到小指共 4 个手指，在每个手指靠近手腕侧的指间关节的横纹中央处，即为四缝穴。一手 4 穴，左右共 8 穴。

【功效】 消食，止咳。

【主治】 小儿疳疾、百日咳。

【操作】 点刺出血或挤出少许黄色透明黏液。

10 十宣（EX-UE11） Shíxuān ☆

定位 在手指，十指尖端，距指甲游离缘 0.1 寸（指寸），左右共 10 穴

【取法】 在十个手指尖端的中央，距指甲游离缘 0.1 寸处，即为十宣穴。一手 5 穴，左右共 10 穴。

【功效】 清热止痛，通窍定志。

【主治】 昏迷、癫痫、高热、咽喉肿痛。

【操作】 浅刺 0.1~0.2 寸，或点刺出血。

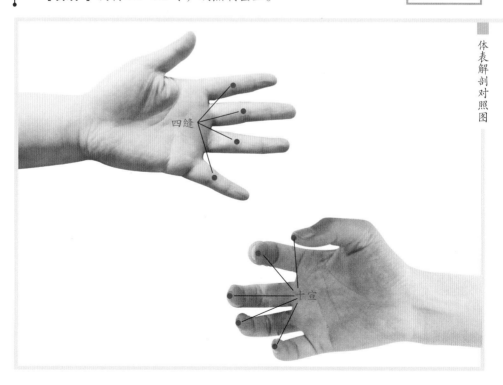

四缝

十宣

体表解剖对照图

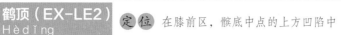

1 鹤顶（EX-LE2）
Hèdǐng

定位 在膝前区，髌底中点的上方凹陷中

【**取法**】屈膝，先找到髌底，即膝盖前面中央髌骨的上缘，在其中点上方凹陷处，即为鹤顶穴。

【**功效**】活血止痛。

【**主治**】膝痛、足胫无力、瘫痪。

【**操作**】直刺 1~1.5 寸；可灸。

2 百虫窝（EX-LE3）
Bǎichóngwō

定位 在股前区，髌底内侧端上 3 寸

【**取法**】屈膝，在大腿内侧，先找到血海穴（SP10），再垂直向上量取 1 寸（一横指）处，即为百虫窝穴。

【**功效**】祛风止痒。

【**主治**】风湿痒疹、下部生疮。

【**操作**】直刺 1.5~2 寸；可灸。

第二章　经外奇穴

体表解剖对照图

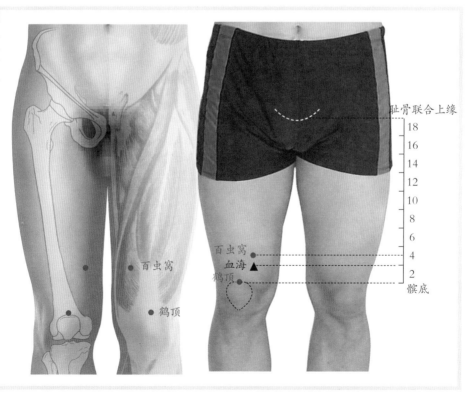

3 **内膝眼(EX-LE4)**
Nèixīyǎn

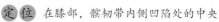 定位 在膝部，髌韧带内侧凹陷处的中央

【取法】屈膝，先找到膝盖前面中央的髌骨，在其下方摸到的韧带即为髌韧带，在髌韧带两旁，可见2个明显的凹陷处，内侧的凹陷处为内膝眼。

【功效】止痛，祛脚气。

【主治】膝痛、腿痛、脚气。

【操作】向膝中斜刺0.5~1寸，或透刺对侧膝眼；可灸。

4 **胆囊（ EX-LE6 ）**
Dǎnnáng

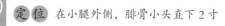 定位 在小腿外侧，腓骨小头直下2寸

【取法】先找到腓骨小头，再从该处垂直向下量取2寸处，即为胆囊穴。

【功效】消炎止痛，消石驱虫，通经活络。

【主治】急慢性胆囊炎、胆石症、胆道蛔虫症、下肢痿痹。

【操作】直刺1~2寸；可灸。

5 **阑尾（ EX-LE7 ）**
Lánwěi

 定位 在小腿外侧，髌韧带外侧凹陷下5寸，胫骨前嵴外一横指（中指）

【取法】先找到足三里穴(ST36)，从该穴垂直向下量取2寸处，即为阑尾穴。

【功效】消炎止痛，消食散积，活络通经。

【主治】急慢性阑尾炎、消化不良、下肢痿痹。

【操作】直刺1.5~2寸；可灸。

6 **八风（ EX-LE10 ）**
Bāfēng

 定位 在足背，第1~5趾间，趾蹼缘后方赤白肉际处，左右共8穴

【取法】先在足背找到第1~5趾间，即两足趾根部之间，皮肤颜色深浅交界处，即为八风穴。一足4穴，左右共8穴。

【功效】消肿止痛，解毒，祛脚气。

【主治】足跗肿痛、毒蛇咬伤、脚气、趾痛。

【操作】斜刺0.5~0.8寸或点刺出血。

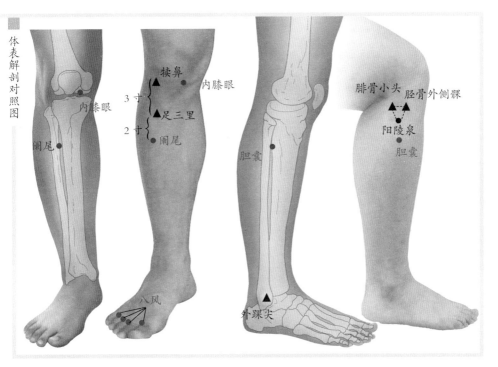

犊鼻
内膝眼
内膝眼
3寸
足三里
2寸
阑尾
阑尾
八风
腓骨小头　胫骨外侧髁
阳陵泉
胆囊
胆囊
外踝尖

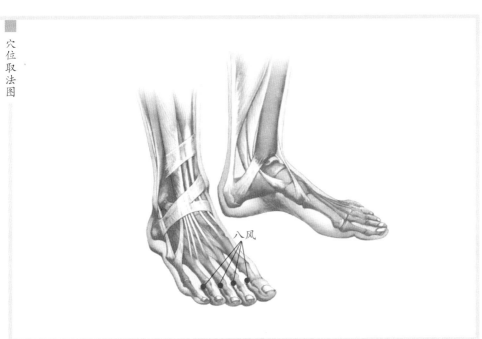

八风

第四章

头穴

（一）额部穴位

1 额中线 定位 在头前部，从督脉神庭穴向前沿经络引一直线，长1寸

【主治】癫痫，精神失常，鼻病等。

2 额旁1线 定位 在头前部，从膀胱经眉冲穴向前沿经络引一直线，长1寸

【主治】冠心病，心绞痛，支气管哮喘，支气管炎，失眠等。

3 额旁2线 定位 在头前部，从胆经头临泣穴向前沿经络引一直线，长1寸

【主治】急、慢性胃炎，胃、十二指肠溃疡，肝胆疾病等。

4 额旁3线 定位 在头前部，从胃经头维穴内侧0.75寸处向下引一直线，长1寸

【主治】功能失调性子宫出血，子宫脱垂，阳痿，遗精，尿频，尿急等。

（二）颞部穴位

1 顶颞前斜线 定位 在头顶侧部，从头部经外奇穴前神聪穴（百会穴前1寸）至颞部胆经悬厘穴的斜线

【主治】全线分5等份，上1/5治疗对侧下肢和躯干瘫痪，中2/5治疗上肢瘫痪，下2/5治疗中枢性面瘫、运动性失语、流涎、脑动脉硬化等。

2 顶颞后斜线 定位 在头顶侧部，顶颞前斜线之后1寸，从督脉百会穴至颞部胆经曲鬓穴引一与顶颞前斜线平行的线

【主治】全线分5等份，上1/5治疗对侧下肢和躯干感觉异常，中2/5治疗上肢感觉异常，下2/5治疗头面部感觉异常。

3 颞前线 定位 在头的颞部，从胆经颔厌穴至悬厘穴的连线

【主治】偏头痛，运动性失语，周围性面神经麻痹及口腔疾病。

4 颞后线 定位 在头的颞部，从胆经率谷穴至曲鬓穴的连线

【主治】偏头痛，眩晕，耳鸣，耳聋等。

额部穴位

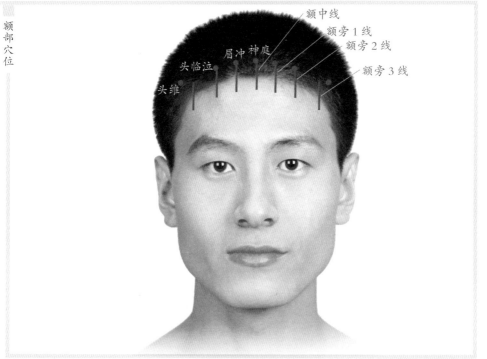

头维　头临泣　眉冲　神庭　额中线　额旁1线　额旁2线　额旁3线

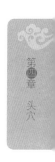

第四章　头穴

颞部穴位

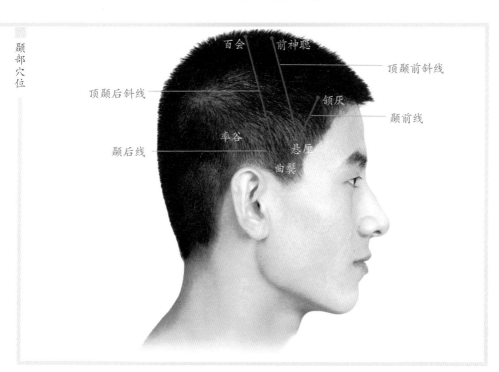

百会　前神聪　顶颞前斜线　颌厌　颞前线　顶颞后斜线　率谷　悬厘　曲鬓　颞后线

（三）顶部穴位

1 顶中线 定位 在头顶部，即从督脉百会穴至前顶穴的连线

【主治】腰腿足病症，如瘫痪、麻木、疼痛，以及多尿、脱肛、小儿夜尿、高血压、头顶痛等。

2 顶旁1线 定位 在头顶部，督脉旁开1.5寸，从膀胱经通天穴向后沿经络引一直线，长1.5寸

【主治】腰腿病症，如下肢瘫痪、麻木、疼痛等。

3 顶旁2线 定位 在头顶部，督脉旁开2.25寸，从胆经正营穴向后沿经络引一直线，长1.5寸

【主治】肩、臂、手等病症，如上肢瘫痪、麻木、疼痛等。

（四）枕部穴位

1 枕上正中线 定位 在后头部，从督脉强间穴至脑户穴的连线，长1.5寸

【主治】眼疾，足癣等。

2 枕上旁线 定位 在后头部，由枕外粗隆上缘凹陷处，督脉脑户穴旁开0.5寸，向上引一直线，长1.5寸

【主治】皮层性视力障碍，白内障，近视等。

3 枕下旁线 定位 在后头部，从膀胱经玉枕穴向下引一直线，长2寸

【主治】小脑疾病引起的平衡障碍，后头痛等。

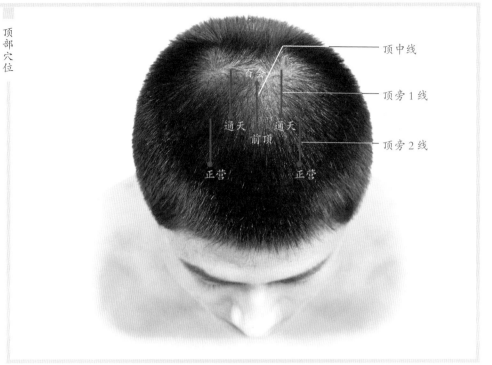

百会

顶中线

顶旁1线

通天　通天
前顶

顶旁2线

正营　　　　正营

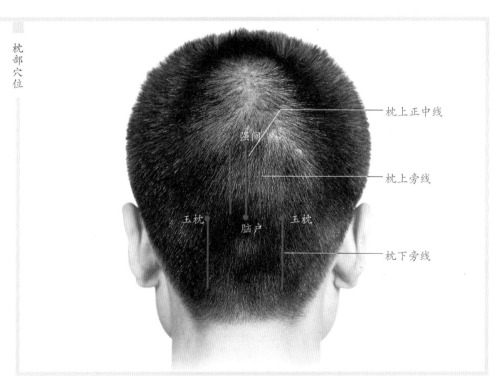

枕上正中线

强间

枕上旁线

玉枕　　脑户　　玉枕

枕下旁线

第五章

耳穴

耳郭分为凹面的耳前和凸面的耳背。耳前的表面解剖部位（图4-1）如下：

耳轮：耳郭卷曲的游离部分。

耳轮结节：耳轮后上部的膨大部分。

耳轮尾：耳轮向下移行于耳垂的部分。

耳轮脚：耳轮深入耳甲的部分。

对耳轮：与耳轮相对呈"Y"字形的隆起部，由对耳轮体、对耳轮上脚和对耳轮下脚三部分组成。

对耳轮体：对耳轮下部呈上下走向的主体部分。

对耳轮上脚：对耳轮向上分支的部分。

对耳轮下脚：对耳轮向前分支的部分。

三角窝：对耳轮上、下脚与相应耳轮之间的三角形凹窝。

耳舟：耳轮与对耳轮之间的凹沟。

耳屏：耳郭前方呈瓣状的隆起。

屏上切迹：耳屏与耳轮之间的凹陷处。

对耳屏：耳垂上方，与耳屏相对的瓣状隆起。

屏间切迹：耳屏和对耳屏之间的凹陷处。

轮屏切迹：对耳轮与对耳屏之间的凹陷处。

耳垂：耳郭下部无软骨的部分。

耳垂上线：过屏间切迹下缘与轮垂切迹（耳轮和耳垂后缘之间的凹陷处）所作的直线，是耳垂与耳郭其他部分的分界线。

耳甲：部分耳轮和对耳轮、对耳屏、耳屏及外耳门之间的凹窝。由耳甲艇、耳甲腔组成。

耳甲腔：耳轮脚以下的耳甲部。

耳甲艇：耳轮脚以上的耳甲部。

外耳门：耳甲腔前方的孔窍。

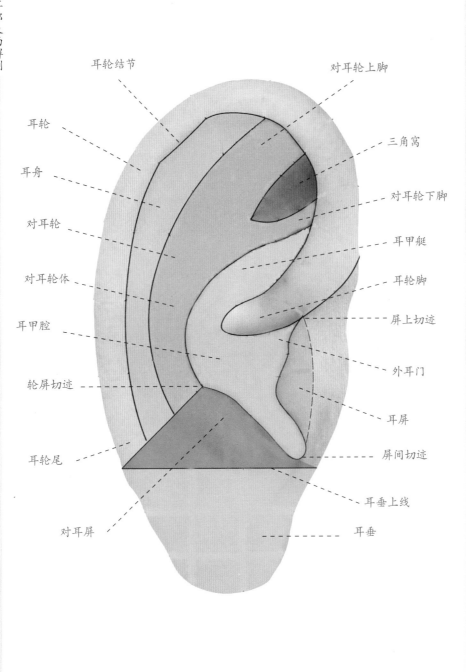

耳轮结节　　　　对耳轮上脚

耳轮　　　　　　三角窝

耳舟　　　　　　对耳轮下脚

对耳轮　　　　　耳甲艇

对耳轮体　　　　耳轮脚

耳甲腔　　　　　屏上切迹

轮屏切迹　　　　外耳门

耳轮尾　　　　　耳屏

对耳屏　　　　　屏间切迹

耳垂上线

耳垂

二、耳穴定位与主治

（一）耳轮穴位

为了便于取穴，将耳轮分为 12 个区。耳轮脚为耳轮 1 区；耳轮脚切迹到对耳轮下脚上缘之间的耳轮分为 3 等份，自下而上依次为耳轮 2 区、3 区、4 区；对耳轮下脚上缘到对耳轮上脚前缘之间的耳轮为耳轮 5 区；对耳轮上脚前缘到耳尖之间的耳轮为耳轮 6 区；耳尖到耳轮结节上缘为耳轮 7 区；耳轮结节上缘到耳轮结节下缘为耳轮 8 区；耳轮结节下缘到轮垂切迹之间的耳轮分为 4 等份，自上而下依次为耳轮 9 区、10 区、11 区和 12 区。

1 耳中 定位 在耳轮脚处，即耳轮 1 区

【主治】呃逆，荨麻疹，皮肤瘙痒症，小儿遗尿，咯血及其他出血性疾病。

2 直肠 定位 在耳轮脚棘前上方的耳轮处，即耳轮 2 区

【主治】便秘，腹泻，脱肛，痔疮。

3 尿道 定位 在直肠上方的耳轮处，即耳轮 3 区

【主治】尿频，尿急，尿痛，尿潴留。

4 外生殖器 定位 在对耳轮下脚前方的耳轮处，即耳轮 4 区

【主治】睾丸炎，附睾炎，外阴瘙痒症。

5 肛门 定位 在三角窝前方的耳轮处，即耳轮 5 区

【主治】痔疮，肛裂。

6 耳尖前 定位 在耳郭向前对折的上部尖端的前部，即耳轮 6 区

【主治】只作为耳轮穴位的定位标志。

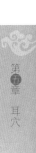

耳尖

耳尖后　耳尖前

结节　肛门

轮1　外生殖器

轮2　尿道

轮3　直肠

耳中

轮4

7　6

8　5

9　4

10　3

2

1

11

12

7　耳尖　定位　在耳郭向前对折的上部尖端处，即耳轮6、7区交界处

【主治】发热，高血压，急性结膜炎，麦粒肿（睑腺炎），牙痛，失眠。

8　耳尖后　定位　在耳郭向前对折的上部尖端的后部，即耳轮7区

【主治】只作为耳轮穴位的定位标志。

9　结节　定位　在耳轮结节处，即耳轮8区

【主治】头晕，头痛，高血压。

10　轮1　定位　在耳轮结节下方的耳轮处，即耳轮9区

【主治】发热，扁桃体炎，上呼吸道感染。

11　轮2　定位　在轮1区下方的耳轮处，即耳轮10区

【主治】发热，扁桃体炎，上呼吸道感染。

12　轮3　定位　在轮2区下方的耳轮处，即耳轮11区

【主治】发热，扁桃体炎，上呼吸道感染。

13　轮4　定位　在轮3区下方的耳轮处，即耳轮12区

【主治】发热，扁桃体炎，上呼吸道感染。

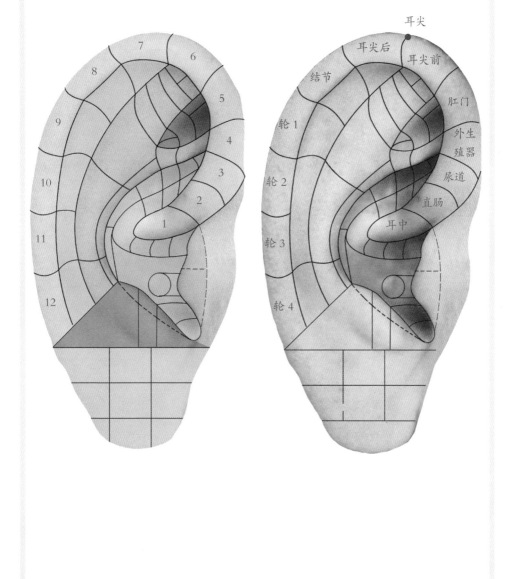

耳尖

耳尖后　耳尖前

结节　肛门

轮1　外生殖器

轮2　尿道

轮3　直肠

耳中

轮4

7　6

8　5

9　4

10　3

2

11　1

12

（二）耳舟穴位

为了便于取穴，将耳舟分为6等份，自上而下依次为耳舟1区、2区、3区、4区、5区、6区。

1 指 定位 在耳舟上方处，即耳舟1区

【主治】甲沟炎，手指麻木和疼痛。

2 腕 定位 在指区的下方处，即耳舟2区

【主治】腕部疼痛。

3 风溪 定位 在耳轮结节前方，指区与腕区之间，即耳舟1、2区交界处

【主治】荨麻疹，皮肤瘙痒症，过敏性鼻炎。

4 肘 定位 在腕区的下方处，即耳舟3区

【主治】网球肘（肱骨外上髁炎），肘部疼痛。

5 肩 定位 在肘区的下方处，即耳舟4、5区

【主治】肩周炎，肩部疼痛。

6 锁骨 定位 在肩区的下方处，即耳舟6区

【主治】肩周炎。

取穴图解（第三版）

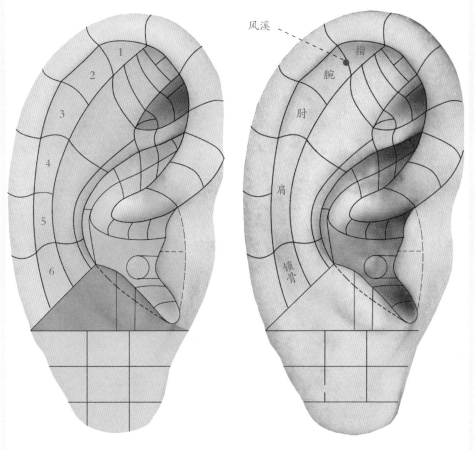

风溪

指

腕

肘

肩

锁骨

1
2
3
4
5
6

（三）对耳轮穴位

为了便于取穴，将对耳轮分为 13 个区。对耳轮上脚分为上、中、下 3 等份，下 1/3 为对耳轮 5 区，中 1/3 为对耳轮 4 区；再将上 1/3 分为上、下 2 等份，下 1/2 为对耳轮 3 区；再将上 1/2 分为前后 2 等份，后 1/2 为对耳轮 2 区，前 1/2 为对耳轮 1 区。对耳轮下脚分为前、中、后 3 等份，中、前 2/3 为对耳轮 6 区，后 1/3 为对耳轮 7 区。将对耳轮体从对耳轮上、下脚分叉处至轮屏切迹分为 5 等份，再沿对耳轮耳甲缘将对耳轮体分为前 1/4 和后 3/4 两部分，前上 2/5 为对耳轮 8 区，后上 2/5 为对耳轮 9 区，前中 2/5 为对耳轮 10 区，后中 2/5 为对耳轮 11 区，前下 1/5 为对耳轮 12 区，后下 1/5 为对耳轮 13 区。

1 跟   在对耳轮上脚前上部，即对耳轮 1 区

【主治】足跟痛。

2 趾 定位 在耳尖下方的对耳轮上脚后上部，即对耳轮 2 区

【主治】甲沟炎，趾部疼痛。

3 踝 定位 在趾、跟区下方处，即对耳轮 3 区

【主治】踝关节扭伤，踝关节炎。

4 膝 定位 在对耳轮上脚中 1/3 处，即对耳轮 4 区

【主治】膝关节疼痛。

5 髋 定位 在对耳轮上脚的下 1/3 处，即对耳轮 5 区

【主治】髋关节疼痛，坐骨神经痛，腰骶部疼痛。

6 坐骨神经 定位 在对耳轮下脚的前 2/3 处，即对耳轮 6 区

【主治】坐骨神经痛，下肢瘫痪。

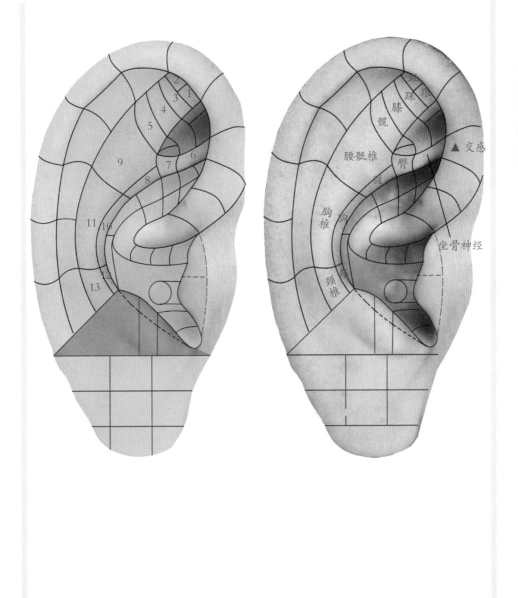

图中文字：
2 1
3
4
5
7 6
9
8
11 10
12
13

跟
踝
膝
髋
腰骶椎　臀
腹
胸椎　胸
颈椎　颈
▲ 交感
坐骨神经

7 交感 定位 在对耳轮下脚前端与耳轮内缘相交处，即对耳轮 6 区前端

【主治】胃肠痉挛，心绞痛，胆绞痛，输尿管结石，神经症（自主神经功能紊乱）。

8 臀 定位 在对耳轮下脚的后 1/3 处，即对耳轮 7 区

【主治】坐骨神经痛，臀部疼痛。

9 腹 定位 在对耳轮体前部上 2/5 处，即对耳轮 8 区

【主治】腹痛，腹胀，腹泻，急性腰扭伤，痛经，产后宫缩痛。

10 腰骶椎 定位 在腹区后方，即对耳轮 9 区

【主治】腰骶部疼痛。

11 胸 定位 在对耳轮体前部中 2/5 处，即对耳轮 10 区

【主治】胸胁疼痛，肋间神经痛，胸闷，乳腺炎。

12 胸椎 定位 在胸区后方，即对耳轮 11 区

【主治】胸痛，经前乳房胀痛，乳腺炎，产后泌乳不足。

13 颈 定位 在对耳轮体前部下 1/5 处，即对耳轮 12 区

【主治】落枕，颈项疼痛。

14 颈椎 定位 在颈区后方，即对耳轮 13 区

【主治】落枕，颈椎病。

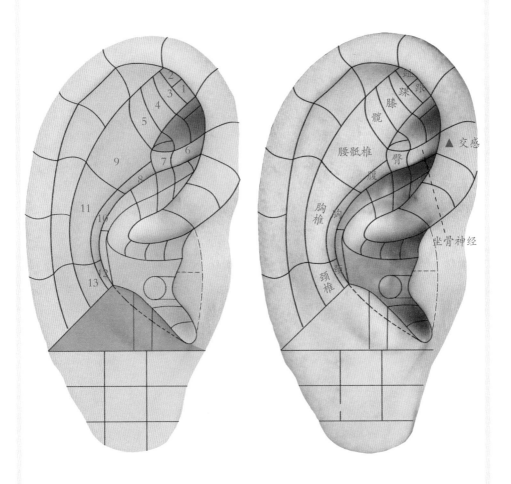

（四）三角窝穴位

为了便于取穴，将三角窝由耳轮内缘至对耳轮上、下脚分叉处分为前、中、后 3 等份，中 1/3 为三角窝 3 区；再将前 1/3 分为上、中、下 3 等份，上 1/3 为三角窝 1 区，中、下 2/3 为三角窝 2 区；再将后 1/3 分为上、下 2 等份，上 1/2 为三角窝 4 区，下 1/2 为三角窝 5 区。

1 角窝上 在三角窝前 1/3 的上部，即三角窝 1 区

【主治】高血压。

2 内生殖器 在三角窝前 1/3 的下部，即三角窝 2 区

【主治】痛经，月经不调，白带过多，功能失调性子宫出血，阳痿，遗精，早泄。

3 角窝中 在三角窝中 1/3 处，即三角窝 3 区

【主治】哮喘。

4 神门 定位 在三角窝后 1/3 的上部，即三角窝 4 区

【主治】失眠，多梦，神经衰弱，戒断综合征，癫痫，高血压，各种疼痛。

5 盆腔 定位 在三角窝后 1/3 的下部，即三角窝 5 区

【主治】盆腔炎，附件炎。

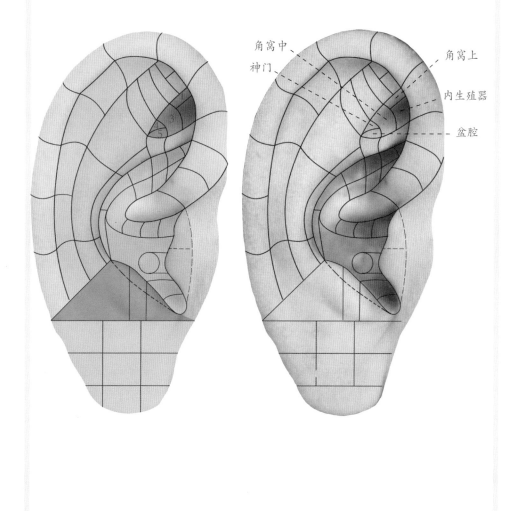

角窝中

神门

角窝上

内生殖器

盆腔

（五）耳屏穴位

为了便于取穴，将耳屏分成 4 个区。耳屏外侧面分为上、下 2 等份，上部为耳屏 1 区，下部为耳屏 2 区。将耳屏内侧面分为上、下 2 等份，上部为耳屏 3 区，下部为耳屏 4 区。

1 上屏 定位 在耳屏外侧面上 1/2 处，即耳屏 1 区

【主治】咽炎，单纯性肥胖症。

2 下屏 定位 在耳屏外侧面下 1/2 处，即耳屏 2 区

【主治】鼻炎，单纯性肥胖症。

3 外耳 定位 在屏上切迹前方近耳轮部，即耳屏 1 区上缘处

【主治】外耳道炎，中耳炎，耳鸣。

4 屏尖 定位 在耳屏游离缘上部尖端，即耳屏 1 区后缘处

【主治】发热，牙痛。

5 外鼻 定位 在耳屏外侧面中部，即耳屏 1、2 区之间

【主治】鼻前庭炎，鼻炎。

6 肾上腺 定位 在耳屏游离缘下部尖端，即耳屏 2 区后缘处

【主治】低血压，风湿性关节炎，腮腺炎，链霉素中毒，眩晕，哮喘，休克。

7 咽喉 定位 在耳屏内侧面上 1/2 处，即耳屏 3 区

【主治】声音嘶哑，咽炎，扁桃体炎，失语，哮喘。

8 内鼻 定位 在耳屏内侧面下 1/2 处，即耳屏 4 区

【主治】鼻炎，上颌窦炎，鼻出血。

9 屏间前 定位 在屏间切迹前方耳屏最下部，即耳屏 2 区下缘处

【主治】眼病。

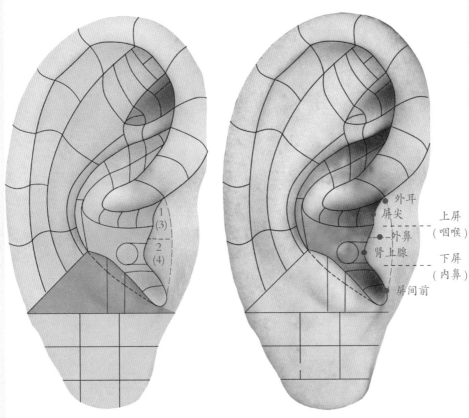

说明: 括号内数字表示耳屏内侧面分区。　　说明: 括号内文字表示耳屏内侧面穴位。

（六）对耳屏穴位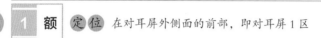

为了便于取穴，将对耳屏分为 4 个区。由对屏尖及对屏尖至轮屏切迹连线之中点，分别向耳垂上线作两条垂线，将对耳屏外侧面及其后部分成前、中、后 3 个区，前为对耳屏 1 区、中为对耳屏 2 区、后为对耳屏 3 区。对耳屏内侧面为对耳屏 4 区。

1 额 定位 在对耳屏外侧面的前部，即对耳屏 1 区

【主治】头痛，头晕，失眠，多梦。

2 屏间后 定位 在屏间切迹后方对耳屏前下部，即对耳屏 1 区下缘处

【主治】眼病。

3 颞 定位 在对耳屏外侧面的中部，即对耳屏 2 区

【主治】偏头痛，头晕。

4 枕 定位 在对耳屏外侧面的后部，即对耳屏 3 区

【主治】头晕，头痛，癫痫，哮喘，神经衰弱。

5 皮质下 定位 在对耳屏内侧面，即对耳屏 4 区

【主治】痛症，间日疟，神经衰弱，假性近视，失眠。

6 对屏尖 定位 在对耳屏游离缘的尖端，即对耳屏 1、2、4 区交点处

【主治】哮喘，腮腺炎，睾丸炎，附睾炎，神经性皮炎。

7 缘中 定位 在对耳屏游离缘上，对屏尖与轮屏切迹之中点处，即对耳屏 2、3、4 区交点处

【主治】遗尿，尿崩症，功能失调性子宫出血，内耳眩晕症。

8 脑干 定位 在轮屏切迹处，即对耳屏 3、4 区之间

【主治】眩晕，后头痛，假性近视。

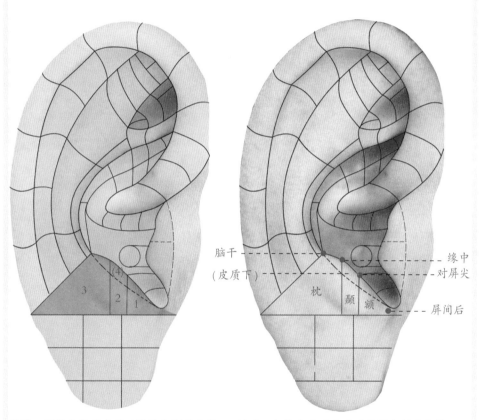

说明：括号内数字表示对耳屏内侧面分区。　说明：括号内文字表示对耳屏内侧面穴位。

（七）耳甲穴位

为了便于取穴，将耳甲用标志点、线分为 18 个区。在耳轮的内缘上，设耳轮脚切迹至对耳轮下脚间中、上 1/3 交界处为 A 点。在耳甲内，由耳轮脚消失处向后作一水平线与对耳轮耳甲缘相交，设交点为 D 点。设耳轮脚消失处至 D 点连线中、后 1/3 交界处为 B 点。设外耳道口后缘上 1/4 与下 3/4 交界处为 C 点。从 A 点向 B 点作一条与对耳轮耳甲艇缘弧度大体相仿的曲线。从 B 点向 C 点作一条与耳轮脚下缘弧度大体相仿的曲线。将 BC 线前段与耳轮脚下缘间分成 3 等份，前 1/3 为耳甲 1 区，中 1/3 为耳甲 2 区，后 1/3 为耳甲 3 区。ABC 线前方，耳轮脚消失处为耳甲 4 区。将 AB 线前段与耳轮脚上缘及部分耳轮内缘间分成 3 等份，后 1/3 为 5 区，中 1/3 为 6 区，前 1/3 为 7 区。将对耳轮下脚下缘前、中 1/3 交界处与 A 点连线，该线前方的耳甲艇部为耳甲 8 区。将 AB 线前段与对耳轮下脚下缘间耳甲 8 区以后的部分，分为前、后 2 等份，前 1/2 为耳甲 9 区，后 1/2 为耳甲 10 区。在 AB 线后段上方的耳甲艇部，将耳甲 10 区后缘与 BD 线之间分成上、下 2 等份，上 1/2 为耳甲 11 区，下 1/2 为耳甲 12 区。由轮屏切迹至 B 点作连线，该线后方、BD 线下方的耳甲腔部为耳甲 13 区。以耳甲腔中央为圆心，圆心与 BC 线间距离的 1/2 为半径作圆，该圆形区域为耳甲 15 区。过15 区最高点及最低点，分别向外耳门后壁作两条切线，切线间为耳甲 16 区。15、16 区周围为耳甲 14 区。将外耳门的最低点与对耳屏耳甲缘中点相连，再将该线以下的耳甲腔部分为上、下 2 等份，上 1/2 为耳甲 17 区，下 1/2 为耳甲18 区。

1 口 定位 在耳轮脚下方前 1/3 处，即耳甲 1 区

【主治】面瘫，口腔炎，胆囊炎，胆石症，戒断综合征，牙周炎，舌炎。

2 食道 定位 在耳轮脚下方中 1/3 处，即耳甲 2 区

【主治】食管炎，食管痉挛。

3 贲门 定位 在耳轮脚下方后 1/3 处，即耳甲 3 区

【主治】贲门痉挛，神经性呕吐。

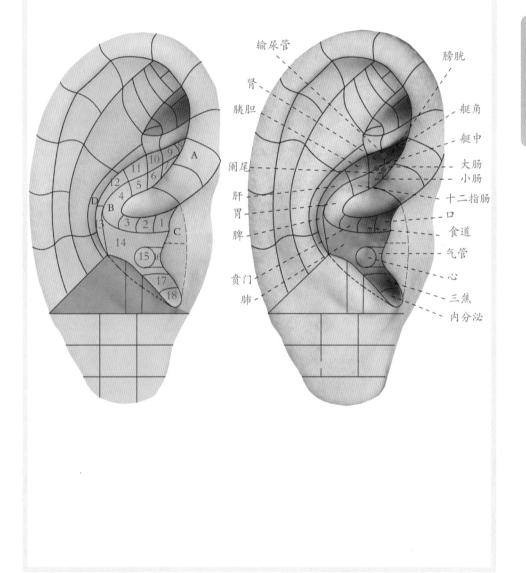

输尿管

肾

胰胆

阑尾

肝

胃

脾

贲门

肺

膀胱

艇角

艇中

大肠

小肠

十二指肠

口

食道

气管

心

三焦

内分泌

4 胃 定位 在耳轮脚消失处，即耳甲4区

【主治】胃痉挛，胃炎，胃溃疡，失眠，牙痛，消化不良，恶心呕吐，前额痛。

5 十二指肠 定位 在耳轮脚及部分耳轮与AB线之间的后1/3处，即耳甲5区

【主治】十二指肠溃疡，胆囊炎，胆石症，幽门痉挛，腹胀，腹泻，腹痛。

6 小肠 定位 在耳轮脚及部分耳轮与AB线之间的中1/3处，即耳甲6区

【主治】消化不良，腹痛，腹胀，心动过速。

7 大肠 定位 在耳轮脚及部分耳轮与AB线之间的前1/3处，即耳甲7区

【主治】腹泻，便秘，咳嗽，牙痛，痤疮。

8 阑尾 定位 在小肠区与大肠区之间，即耳甲6、7区交界处

【主治】单纯性阑尾炎，腹泻。

9 艇角 定位 在对耳轮下脚下方前部，即耳甲8区

【主治】前列腺炎，尿道炎。

10 膀胱 定位 在对耳轮下脚下方中部，即耳甲9区

【主治】膀胱炎，遗尿，尿潴留，腰痛，坐骨神经痛，后头痛。

11 肾 定位 在对耳轮下脚下方后部，即耳甲10区

【主治】腰痛，耳鸣，神经衰弱，肾盂肾炎，遗尿，哮喘，月经不调，阳痿，遗精，早泄。

12 输尿管 定位 在肾区与膀胱区之间，即耳甲9、10区交界处

【主治】输尿管结石绞痛。

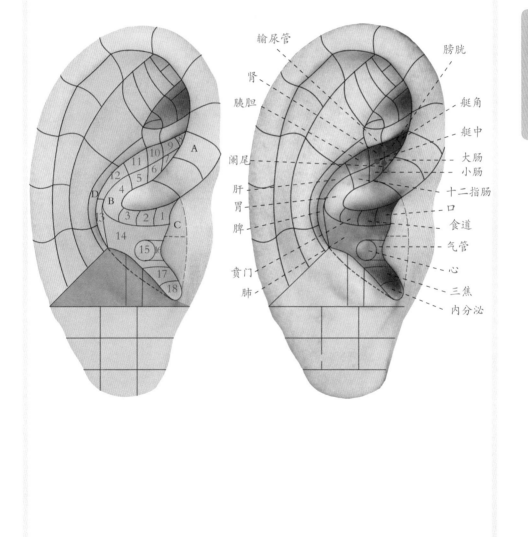

输尿管
肾
胰胆
阑尾
肝
胃
脾
贲门
肺

膀胱
艇角
艇中
大肠
小肠
十二指肠
口
食道
气管
心
三焦
内分泌

| 13 | 胰胆 | **定位** 在耳甲艇的后上部，即耳甲11区 |

【主治】胆囊炎，胆石症，胆道蛔虫症，偏头痛，带状疱疹，中耳炎，耳鸣，急性胰腺炎。

| 14 | 肝 | **定位** 在耳甲艇的后下部，即耳甲12区 |

【主治】胁痛，眩晕，经前期紧张综合征，月经不调，更年期综合征，高血压，假性近视，单纯性青光眼，目赤肿痛。

| 15 | 艇中 | **定位** 在小肠区与肾区之间，即耳甲6、10区交界处 |

【主治】腹痛，腹胀，胆道蛔虫症。

| 16 | 脾 | **定位** 在BD线下方，耳甲腔的后上部，即耳甲13区 |

【主治】腹胀，腹泻，便秘，食欲不振，功能失调性子宫出血，白带过多，内耳眩晕症。

| 17 | 心 | **定位** 在耳甲腔正中凹陷处，即耳甲15区 |

【主治】心动过速，心律不齐，心绞痛，无脉症，神经衰弱，癔病，口舌生疮。

| 18 | 气管 | **定位** 在心区与外耳门之间，即耳甲16区 |

【主治】哮喘，支气管炎。

| 19 | 肺 | **定位** 在心、气管区周围处，即耳甲14区 |

【主治】咳嗽，胸闷，声音嘶哑，皮肤瘙痒症，荨麻疹，便秘，戒断综合征。

| 20 | 三焦 | **定位** 在外耳门后下，肺与内分泌区之间，即耳甲17区 |

【主治】便秘，腹胀，上肢外侧疼痛。

| 21 | 内分泌 | **定位** 在屏间切迹内，耳甲腔的前下部，即耳甲18区 |

【主治】痛经，月经不调，更年期综合征，痤疮，间日疟，甲状腺功能减退或亢进症。

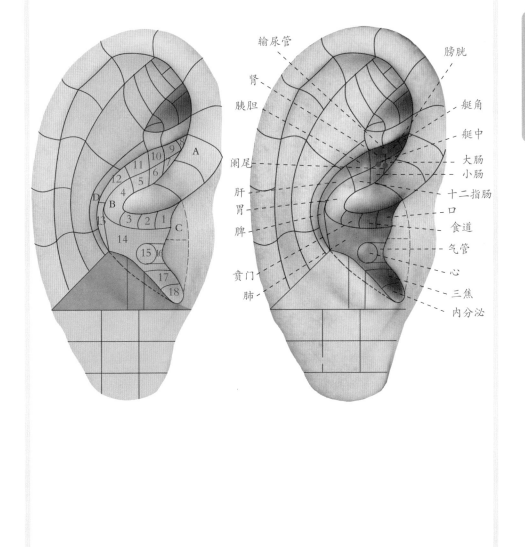

输尿管
肾
胰胆

阑尾
肝
胃
脾

贲门
肺

膀胱
艇角
艇中
大肠
小肠
十二指肠
口
食道
气管
心
三焦
内分泌

（八）耳垂穴位

为了便于取穴，将耳垂分为9个区。在耳垂上线至耳垂下缘最低点之间作两条等距离平行线，于上平行线上引两条垂直等分线，将耳垂分为9个区，上部由前到后依次为耳垂1区、2区、3区，中部由前到后依次为耳垂4区、5区、6区，下部由前到后依次为耳垂7区、8区、9区。

1　牙　定位　在耳垂正面前上部，即耳垂1区

【主治】牙痛，牙周炎，低血压。

2　舌　定位　在耳垂正面中上部，即耳垂2区

【主治】舌炎，口腔炎。

3　颌　定位　在耳垂正面后上部，即耳垂3区

【主治】牙痛，颞颌关节功能紊乱症。

4　垂前　定位　在耳垂正面前中部，即耳垂4区

【主治】神经衰弱，牙痛。

5　眼　定位　在耳垂正面中央部，即耳垂5区

【主治】急性结膜炎，电光性眼炎，麦粒肿（睑腺炎）、假性近视。

6　内耳　定位　在耳垂正面后中部，即耳垂6区

【主治】内耳性眩晕症，耳鸣，听力减退，中耳炎。

7　面颊　定位　在耳垂正面，眼区与内耳区之间，即耳垂5、6区交界处

【主治】周围性面瘫，三叉神经痛，面肌痉挛，腮腺炎，痤疮，扁平疣。

8　扁桃体　定位　在耳垂正面下部，即耳垂7、8、9区

【主治】扁桃体炎，咽炎。

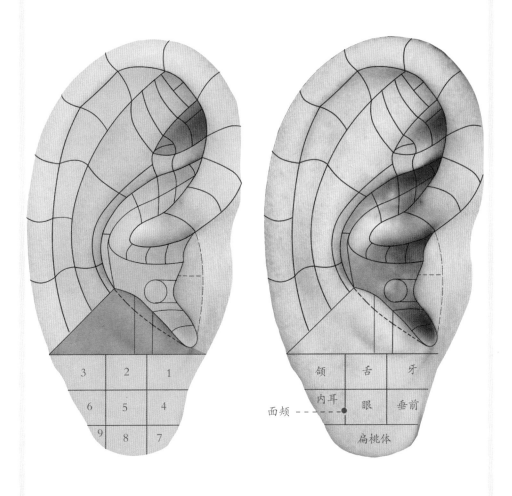

（九）耳背穴位

为了便于取穴，将耳背分为 5 个区。分别过对耳轮上、下脚分叉处耳背对应点和轮屏切迹耳背对应点作两条水平线，将耳背分为上、中、下 3 部，上部为耳背 1 区，下部为耳背 5 区；再将中部分为内、中、外 3 等份，内 1/3 为耳背 2 区、中 1／3 为耳背 3 区、外 1／3 为耳背 4 区。

1 耳背心 **定位** 在耳背上部，即耳背 1 区

【**主治**】心悸，失眠，多梦。

2 耳背肺 **定位** 在耳背中内部，即耳背 2 区

【**主治**】哮喘，皮肤瘙痒症。

3 耳背脾 **定位** 在耳背中央部，即耳背 3 区

【**主治**】胃痛，消化不良，食欲不振。

4 耳背肝 **定位** 在耳背中外部，即耳背 4 区

【**主治**】胆囊炎，胆石症，胁痛。

5 耳背肾 **定位** 在耳背下部，即耳背 5 区

【**主治**】头晕，头痛，神经衰弱。

6 耳背沟 **定位** 在对耳轮沟和对耳轮上、下脚沟处

【**主治**】高血压，皮肤瘙痒症。

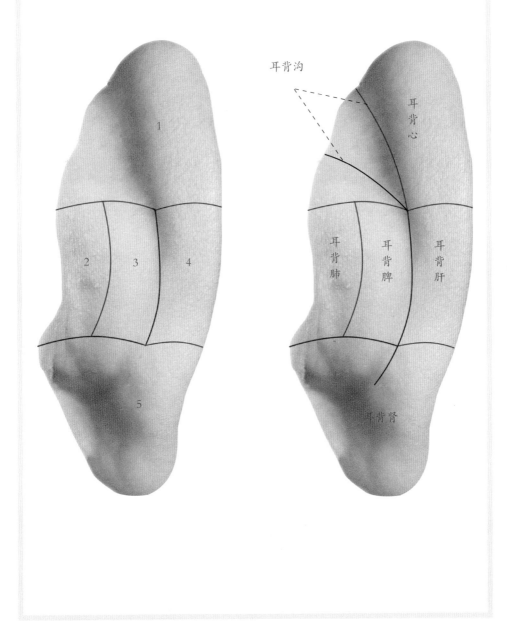

耳背沟

耳背心

耳背肝

耳背脾

耳背肺

耳背肾

（十）耳根穴位

1　上耳根　　定位　在耳郭与头部相连的最上处

【主治】鼻出血，哮喘。

2　耳迷根　　定位　在耳轮脚后沟的耳根处

【主治】胆囊炎，胆石症，胆道蛔虫症，腹痛，腹泻，鼻塞，心动过速。

3　下耳根　　定位　在耳郭与头部相连的最下处

【主治】低血压，下肢瘫痪，小儿麻痹后遗症。

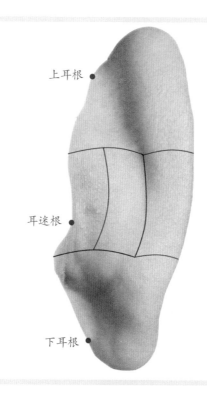

上耳根

耳迷根

下耳根

第六章

手穴

（一）手掌部穴位

1 胃肠点

定位 在手掌侧，劳宫穴与大陵穴连线的中点。劳宫穴在手掌心，第2、3掌骨之间偏于第3掌骨，握拳屈指时中指尖处；大陵穴在腕掌侧横纹中点处，掌长肌腱与桡侧腕屈肌腱之间

【主治】慢性胃炎，溃疡病，消化不良，胆道蛔虫症等。

2 足跟痛点

定位 在手掌侧，胃肠点与大陵穴（见胃肠点）连线中点处

【主治】足跟痛等。

3 定惊点

定位 在手掌侧，大、小鱼际交接处

【主治】高热，惊厥等。

4 哮喘、咳嗽点

定位 在手掌侧，第2、3掌指关节间，靠近第3掌指关节处

【主治】支气管炎，哮喘，神经性头痛等。

5 哮喘新点

定位 在手掌侧，第4、5掌指关节间

【主治】哮喘等。

6 扁桃体点（鱼际点）

定位 在手掌侧，第1掌骨桡侧中点处

【主治】扁桃体炎，喉炎等。

7 急救点

定位 在手掌侧，中指指尖，距指甲缘约0.2寸处

【主治】昏迷，中暑等。

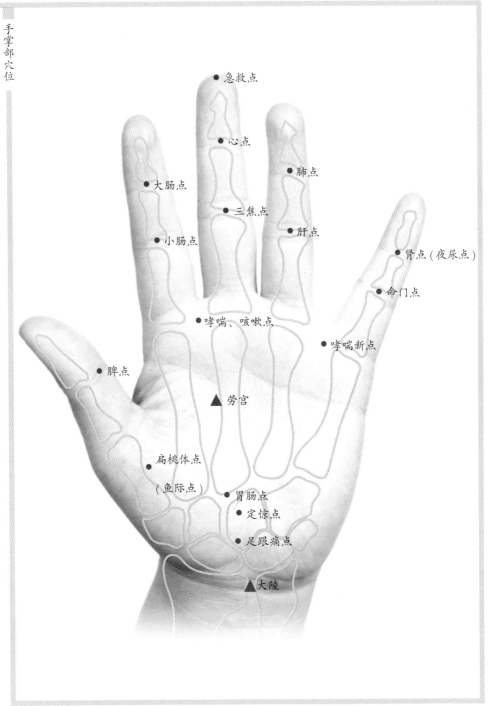

● 急救点

● 心点

● 肺点

● 大肠点

● 三焦点

● 肝点

● 小肠点

● 肾点（夜尿点）

● 命门点

● 哮喘、咳嗽点

● 哮喘新点

● 脾点

▲ 劳宫

扁桃体点 ●

（鱼际点）

胃肠点

● 定惊点

● 足跟痛点

▲ 大陵

8 脾点 定位 在手掌侧，拇指指骨间关节横纹中点处

【主治】脾胃不和，腹泻，腹痛等。

9 小肠点 定位 在手掌侧，示指近端指骨间关节横纹中点处

【主治】小肠病等。

10 大肠点 定位 在手掌侧，示指远端指骨间关节横纹中点处

【主治】腹泻，便秘等。

11 三焦点 定位 在手掌侧，中指近端指骨间关节横纹中点处

【主治】胸腹及盆腔疾患等。

12 心点 定位 在手掌侧，中指远端指骨间关节横纹中点处

【主治】心血管病等。

13 肝点 定位 在手掌侧，环指近端指骨间关节横纹中点处

【主治】胁肋疼痛，胃脘胀满等。

14 肺点 定位 在手掌侧，环指远端指骨间关节横纹中点处

【主治】咳嗽，气喘，胸闷等。

15 命门点 定位 在手掌侧，小指近端指骨间关节横纹中点处

【主治】腰痛，遗精，阳痿等。

16 肾点（夜尿点） 定位 在手掌侧，小指远端指骨间关节横纹中点处

【主治】尿频（尤其是夜间）等。

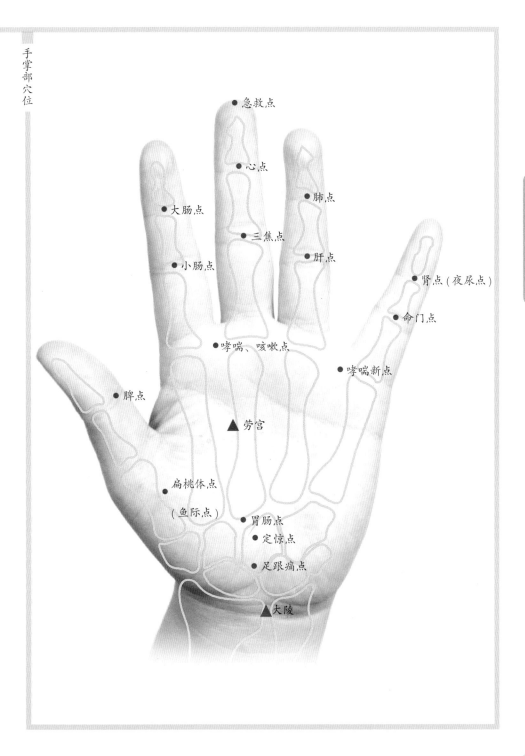

急救点

心点

肺点

大肠点

三焦点

肝点

小肠点

肾点（夜尿点）

命门点

哮喘、咳嗽点

哮喘新点

脾点

▲ 劳宫

扁桃体点

（鱼际点）

胃肠点

定惊点

足跟痛点

▲ 大陵

（三）手背部穴位

1 颈项点 定位 在手背侧，第 2、3 掌指关节间，靠近第 2 掌指关节处

【主治】落枕，颈项扭伤等。

2 咽喉点 定位 在手背侧，第 3、4 掌指关节间，靠近第 3 掌指关节处

【主治】咽喉炎，急性扁桃体炎，牙痛，三叉神经痛等。

3 坐骨神经点 定位 在手背侧，第 4、5 掌指关节间，靠近第 4 掌指关节处

【主治】腰腿痛，髋关节及臀部疼痛等。

4 腰腿点 定位 在腕背侧横纹前 1.5 寸，第 2 伸指肌腱桡侧及第 4 伸指肌腱尺侧处

【主治】腰腿痛、腰扭伤等。

5 升压点 定位 在腕背侧横纹中点处

【主治】各种原因引起的血压下降等。

6 呃逆点 定位 在手背侧，中指远端指骨间关节横纹中点处

【主治】呃逆等。

7 退热点 定位 在手背侧，中指桡侧指蹼处

【主治】发热，腹泻等。

8 腹泻点 定位 在手背侧，第 3、4 掌指关节间上 1 寸处

【主治】腹泻等。

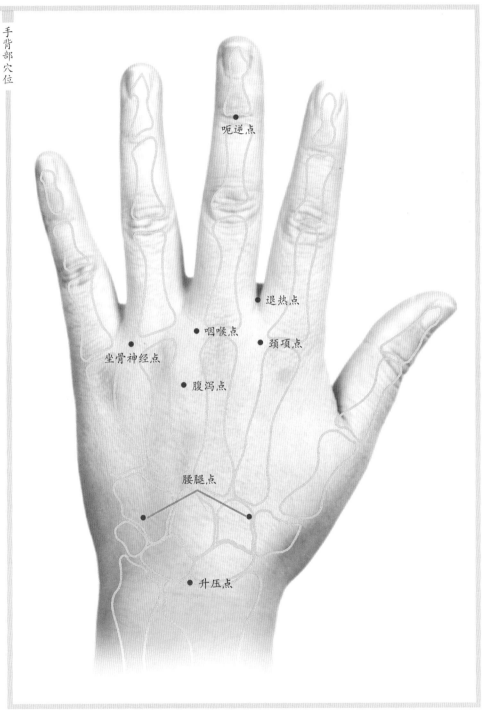

呃逆点

退热点

咽喉点

颈项点

坐骨神经点

腹泻点

腰腿点

升压点

（三）手掌侧面穴位

1 胸点 定位 拇指指骨间关节桡侧赤白肉际处

【主治】胸痛，吐泻，癫痫等。

2 偏头点 定位 环指近端指骨间关节尺侧赤白肉际处

【主治】偏头痛，胸胁痛，肋间神经痛，肝胆痛等。

3 后头点 定位 小指近端指骨间关节尺侧赤白肉际处

【主治】后头痛，扁桃体炎，颊痛，臂痛，呃逆等。

4 踝点 定位 第1掌指关节桡侧赤白肉际处

【主治】踝关节扭伤等。

5 脊柱点 定位 第5掌指关节尺侧赤白肉际处

【主治】韧带扭伤，腰痛，椎间盘突出，骶尾痛，耳鸣，鼻塞等。

6 疟疾点 定位 在大鱼际桡侧缘，第1掌骨与腕关节结合处

【主治】疟疾发热等。

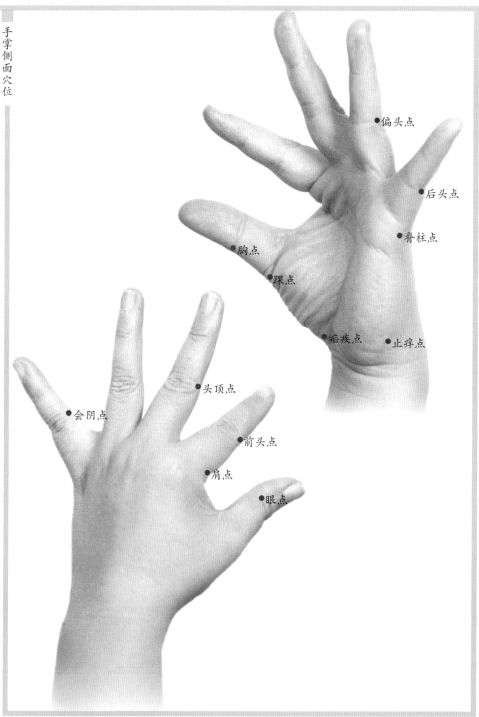

偏头点

后头点

脊柱点

胸点

踝点

疟疾点

止痒点

头顶点

会阴点

前头点

肩点

眼点

7 止痒点 定位 在腕掌侧横纹尺侧缘前1寸，赤白肉际处

【主治】皮肤痒痛等。

8 眼点 定位 在拇指指骨间关节尺侧赤白肉际处

【主治】多种眼病，如目赤肿痛、视物模糊、青光眼等。

9 前头点 定位 示指近端指骨间关节桡侧赤白肉际处

【主治】前头痛，腹痛，阑尾炎，吐泻，膝关节炎，踝及趾关节扭伤等。

10 肩点 定位 第2掌指关节桡侧赤白肉际处

【主治】肩部疾患，如肩部扭伤、肩周炎等。

11 头顶点 定位 中指近端指骨间关节桡侧赤白肉际处

【主治】头顶痛，神经性头痛，痛经等。

12 会阴点 定位 小指近端指骨间关节桡侧赤白肉际处

【主治】会阴部痛，痛经等。

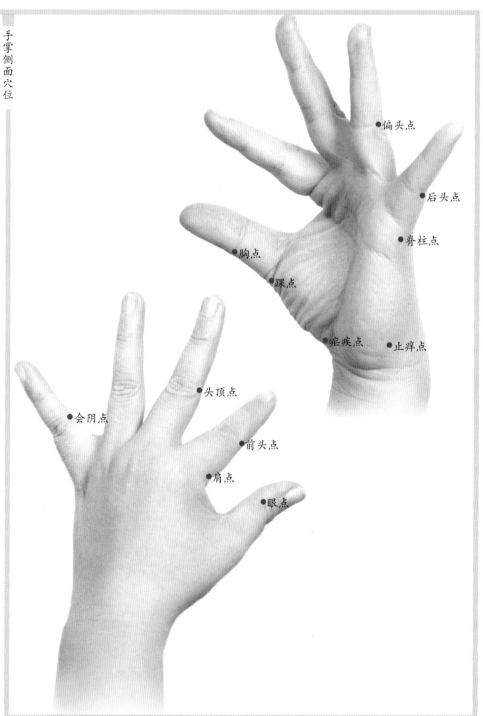

偏头点

后头点

脊柱点

胸点

踝点

疟疾点

止痒点

头顶点

会阴点

前头点

肩点

眼点

第七章

足穴

一、足部穴区定位法

足跟后缘中点与第 2、3 趾间连线折为 10 寸，并以此线为正中线。

足底各趾间与足跟后缘连线平行于正中线，其间隔各为 1 寸。

足背部以表面解剖定位取穴。

内、外踝顶点与足底内外缘垂直线各折为 3 寸。

二、足穴定位与主治

（一）常用足穴

1 头穴 定位 在足底，足跟下赤白肉际中点处前 1 寸

【主治】头痛，牙痛等。本穴有较好的止痛作用。

2 鼻穴 定位 在足底，头穴前 1 寸，位于正中线上

【主治】急、慢性鼻炎等。

3 目穴 定位 在足底，鼻穴旁开 0.6 寸，略后于鼻穴 0.1 寸处。共 2 穴

【主治】急、慢性眼部病症等。

4 耳穴 定位 在足底，鼻穴旁开 1.2 寸，略后于鼻穴 0.1 寸处。共 2 穴

【主治】耳鸣，耳聋等。

5 口穴 定位 在足底，鼻穴前 1 寸，位于正中线上

【主治】牙痛，咽炎，扁桃体炎等。

6 喉穴 定位 在足底，口穴前 0.6 寸，位于正中线上

【主治】发热，咽痛，扁桃体炎，上呼吸道感染等。

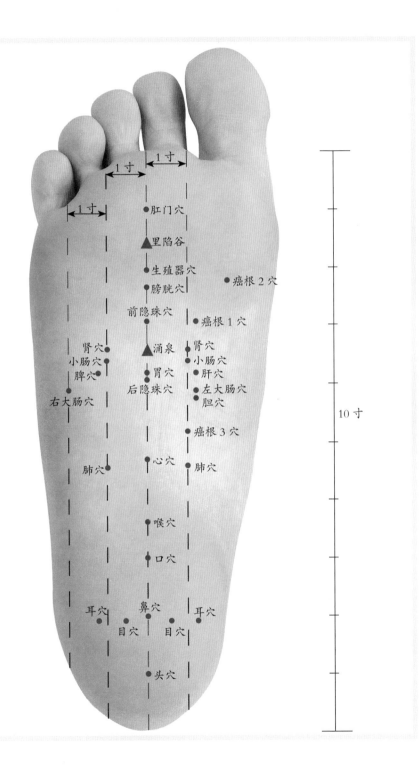

肛门穴

1寸

1寸

1寸

▲里陷谷

生殖器穴

●癌根2穴

膀胱穴

前隐珠穴

●癌根1穴

肾穴 ●
肾穴

小肠穴 ●
小肠穴

脾穴 ●
●肝穴

后隐珠穴
●左大肠穴

右大肠穴
●胆

●癌根3穴

肺穴 ●
心穴 ●肺穴

喉穴

口穴

耳穴
鼻穴
耳穴

目穴 目穴

头穴

▲涌泉

胃穴

10寸

| 7 | 心穴 | 定位 | 在足底，喉穴前 1.1 寸处，位于正中线上 |

【主治】高血压，心力衰竭，喉炎，舌炎和失眠多梦等。

| 8 | 肺穴 | 定位 | 在足底，心穴旁开 1 寸，略后于心穴 0.1 寸处 |

【主治】咳嗽，气喘，胸闷，胸痛等。

| 9 | 胃穴 | 定位 | 在足底，心穴前 1.4 寸，位于正中线上 |

【主治】胃痛，呕吐，呃逆，消化不良症等。

| 10 | 肝穴 | 定位 | 在足底，胃穴内侧 1.2 寸处 |

【主治】慢性肝炎，胆囊炎，目视不明，肋间神经痛等。

| 11 | 脾穴 | 定位 | 在足底，胃穴外侧 1.2 寸 |

【主治】消化不良，腹胀，腹泻，尿闭，血液病等。

| 12 | 胆穴 | 定位 | 在足底，肝穴后 0.3 寸处，与肝穴直对 |

【主治】胆囊炎，胆石症，胁肋痛等。

| 13 | 小肠穴 | 定位 | 在足底，胃穴旁开 1 寸，向前 0.3 寸处，与肺穴对直。共 2 穴 |

【主治】腹胀，腹痛，肠鸣不适等。

| 14 | 前、后隐珠穴 | 定位 | 系 2 穴，均位于足底正中线上，前隐珠穴在涌泉穴（体穴）前 0.4 寸，后隐珠穴在涌泉穴后 0.6 寸处 |

【主治】高血压，精神分裂症，癫痫，高热昏迷等。

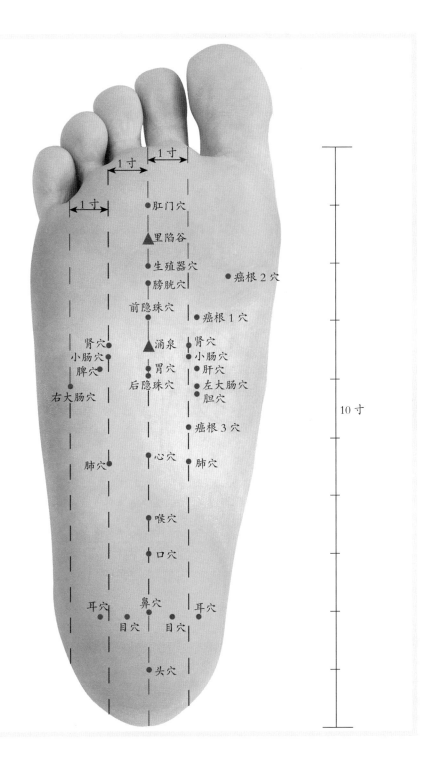

15 肾穴 定位 在足底，涌泉穴旁开1寸处，与小肠穴对直。共2穴

【主治】高血压，精神分裂症，急性腰痛，尿潴留等。

16 癌根1穴 定位 在足底，肝穴前1寸，与肝穴直对

【主治】本穴对胃、贲门、食道下段恶性肿瘤，有镇痛及改善症状的作用。刺激时宜透向涌泉、然谷、公孙等穴。

17 大肠穴 定位 共2穴。在足底，左大肠穴位于后隐珠穴内侧1.2寸向后0.2寸处，右大肠穴位于后隐珠穴外侧2寸向后0.2寸处

【主治】腹痛，肠功能紊乱症，慢性结肠炎等。

18 膀胱穴 定位 在足底，涌泉穴前1寸，在正中线上

【主治】遗尿，尿潴留等。

19 生殖器穴 定位 在足底，膀胱穴前0.3寸，在正中线上

【主治】月经不调，白带异常，睾丸炎，尿潴留等。

20 癌根2穴 定位 在足底，膀胱穴内侧2寸，前0.1寸处

【主治】本穴对脐部以下的内脏肿瘤及淋巴转移癌，有镇痛和改善症状的作用。刺激时宜透向公孙、涌泉、癌根1穴等穴。

21 肛门穴 定位 在足底，位于正中线上，里陷谷穴（陷谷穴足底对应点）前0.6寸。陷谷穴在足背，第2、3跖骨间，第2跖趾关节近端凹陷中

【主治】脱肛，痔疮等肛门疾患。

22 癌根3穴 定位 在足底，里侧肺穴前0.6寸处

【主治】本穴对食道上、中段与肺、颈、鼻、咽部等处恶性肿瘤，有镇痛、解痉和改善症状的作用。

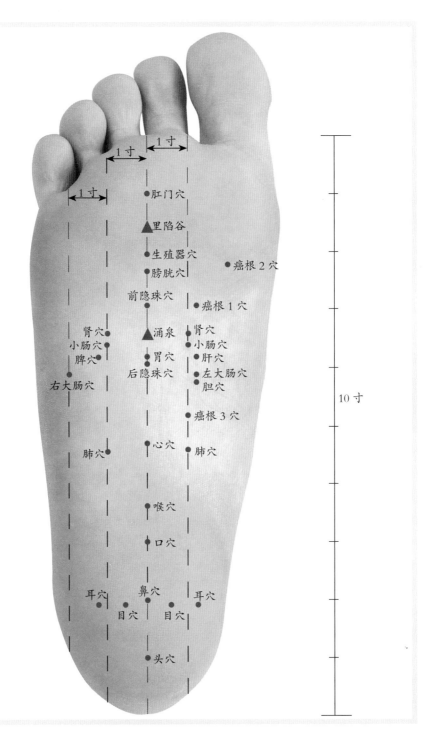

1 寸

1 寸

1 寸

肛门穴

▲里陷谷

生殖器穴

癌根 2 穴

膀胱穴

前隐珠穴

癌根 1 穴

肾穴　　▲涌泉　肾穴

小肠穴　　　小肠穴

脾穴　胃穴　肝穴

右大肠穴　后隐珠穴　左大肠穴

胆穴

癌根 3 穴

肺穴　心穴　肺穴

喉穴

口穴

耳穴　鼻穴　耳穴

目穴　目穴

头穴

10 寸

(二) 新增足穴

1 **1号穴** 定位 足底后缘中点直上1寸处

【主治】感冒，头痛，鼻炎，鼻窦炎等。

2 **2号穴** 定位 足底后缘中点直上3寸，内旁开1寸处

【主治】三叉神经痛等。

3 **3号穴** 定位 足底后缘中点直上3寸处，即外踝与内踝连线之中点

【主治】神经衰弱，癔病，失眠，低血压、昏迷等。

4 **4号穴** 定位 足底后缘中点直上3寸，外旁开1寸

【主治】肋间神经痛，胸闷，胸痛等。

5 **5号穴** 定位 足底后缘中点直上4寸，外旁开1.5寸

【主治】坐骨神经痛，胸痛，阑尾炎等。

6 **6号穴** 定位 足底后缘中点直上5寸，内旁开1寸

【主治】痢疾，腹泻，消化道溃疡等。

7 **7号穴** 定位 足底后缘中点直上5寸

【主治】哮喘，大脑发育不全等。

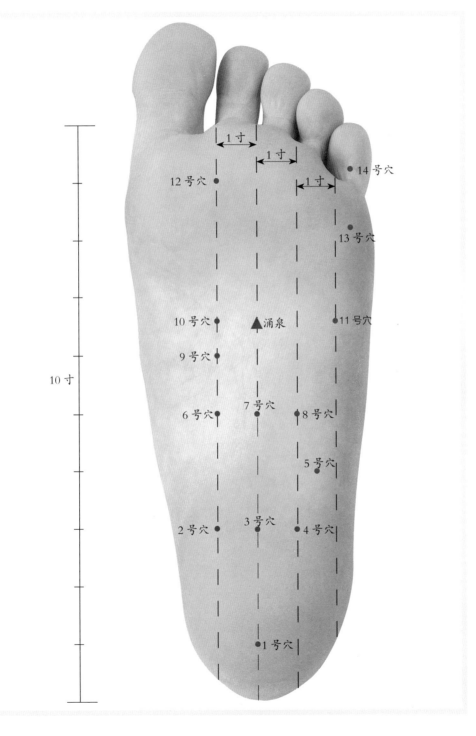

| 8 | **8号穴** | 定位 足底后缘中点直上5寸，外旁开1寸 |

【主治】神经衰弱，癫痫等。

| 9 | **9号穴** | 定位 足底大趾与第2趾间后4寸 |

【主治】痢疾，腹泻，子宫颈炎等。

| 10 | **10号穴** | 定位 足底涌泉穴内旁开1寸处 |

【主治】慢性胃肠炎，胃痉挛等。

| 11 | **11号穴** | 定位 足底涌泉穴外旁开2寸 |

【主治】肩痛，荨麻疹等。

| 12 | **12号穴** | 定位 足底大趾与第2趾间后1寸 |

【主治】牙痛等。

| 13 | **13号穴** | 定位 足底小趾横纹中点下1寸处 |

【主治】牙痛等。

| 14 | **14号穴** | 定位 足底小趾横纹中点 |

【主治】遗尿，尿频，尿急等。

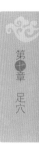

1寸

1寸

14号穴

12号穴

1寸

13号穴

10寸

10号穴　　　▲涌泉　　　11号穴

9号穴

7号穴

6号穴　　　　　　8号穴

5号穴

3号穴

2号穴　　　　　　4号穴

1号穴

15 **15号穴** 定位 足背横纹中点(解溪穴)下5分,两旁凹陷中

【主治】腰腿痛,腓肠肌痉挛等。

16 **16号穴** 定位 足内侧足舟骨突起上凹陷中

【主治】高血压,腮腺炎,急性扁桃体炎等。

17 **17号穴** 定位 足背横纹中点(解溪穴)下2.5寸处

【主治】心绞痛,哮喘,感冒等。

18 **18号穴** 定位 足背第1跖骨底外前凹陷中

【主治】胸痛,胸闷,急性腰扭伤等。

19 **19号穴** 定位 足背第2、3趾间后3寸处

【主治】头痛,中耳炎,急、慢性胃炎,消化道溃疡等。

20 **20号穴** 定位 足背第3、4趾间后1寸处

【主治】落枕等。

21 **21号穴** 定位 足背第4、5趾间后5分处

【主治】坐骨神经痛,腮腺炎,扁桃体炎等。

22 **22号穴** 定位 足背第1、2趾间后1寸

【主治】急性扁桃体炎,流行性腮腺炎,高血压等。

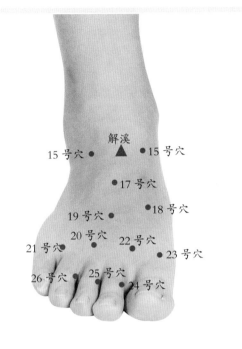

解溪
15号穴 ▲ 15号穴
17号穴
18号穴
19号穴
20号穴 22号穴
21号穴 23号穴
26号穴 25号穴
24号穴

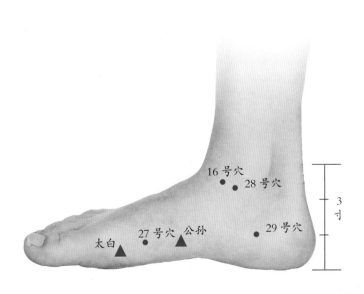

16号穴
28号穴

27号穴 公孙
太白
29号穴

3寸

23 **23号穴** 定位 足背踇长伸肌腱内侧跖趾关节处

【主治】急性扁桃体炎，流行性腮腺炎，高血压，结节性痒疹，湿疹，荨麻疹。

24 **24号穴** 定位 足第2趾远端趾骨间关节内侧赤白肉际处

【主治】头痛，中耳炎等。

25 **25号穴** 定位 足第3趾远端趾骨间关节内侧赤白肉际处

【主治】头痛等。

26 **26号穴** 定位 足第4趾远端趾骨间关节内侧赤白肉际处

【主治】头痛，低血压等。

27 **27号穴** 定位 足内侧太白穴与公孙穴连线的中点。太白穴位于足内侧缘，第1跖趾关节后下方赤白肉际凹陷处；公孙穴位于足内侧缘，第1跖骨基底的前下方

【主治】癫痫，癔病，神经衰弱，腹痛等。

28 **28号穴** 定位 足内侧足舟骨突起上后陷中

【主治】痛经，功能失调性子宫出血，附件炎等。

29 **29号穴** 定位 足内踝正中直下2寸处

【主治】功能失调性子宫出血，支气管炎，支气管哮喘等。

30 **30号穴** 定位 足外踝后上方1.5寸处

【主治】头痛，腰痛，坐骨神经痛等。

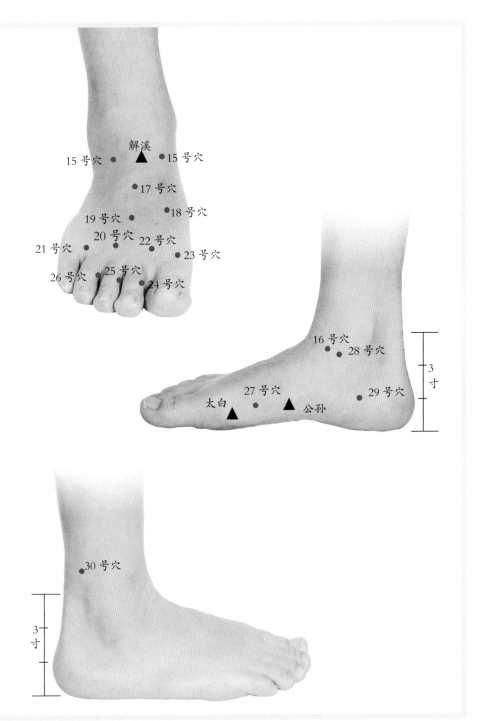

解溪

15号穴　　15号穴

17号穴

18号穴

19号穴

20号穴　22号穴

21号穴　　　　　　23号穴

26号穴　25号穴

24号穴

16号穴

28号穴

27号穴

太白　　　公孙

29号穴

3寸

30号穴

3寸

人体骨骼解剖图

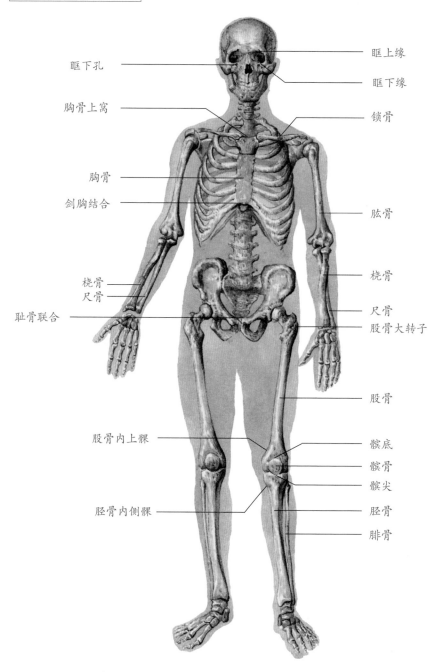

眶下孔

胸骨上窝

胸骨

剑胸结合

桡骨
尺骨

耻骨联合

股骨内上髁

胫骨内侧髁

眶上缘

眶下缘

锁骨

肱骨

桡骨

尺骨

股骨大转子

股骨

髌底

髌骨

髌尖

胫骨

腓骨

人体正面

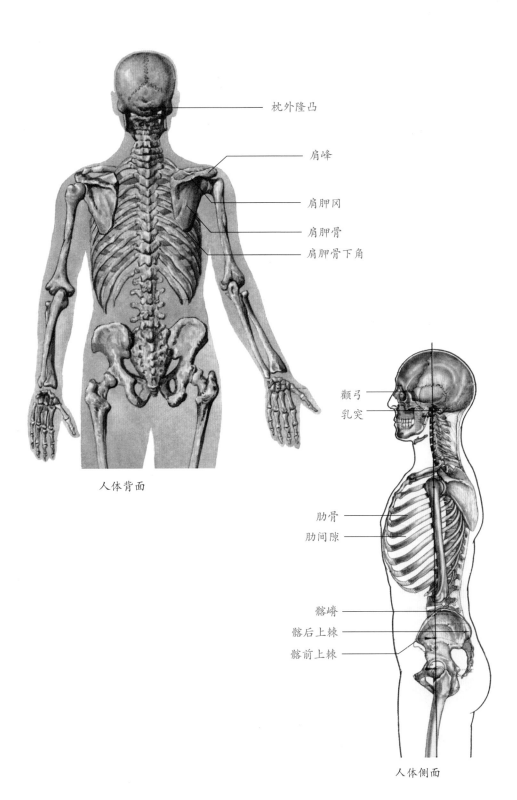

枕外隆凸

肩峰

肩胛冈

肩胛骨

肩胛骨下角

人体背面

颧弓

乳突

肋骨

肋间隙

髂嵴

髂后上棘

髂前上棘

人体侧面

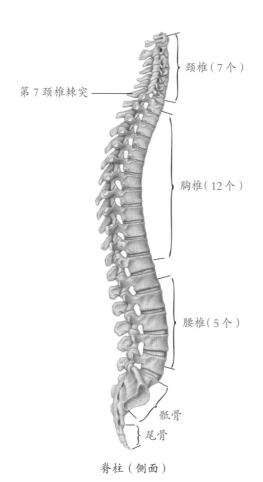

颈椎（7个）

第7颈椎棘突

胸椎（12个）

腰椎（5个）

骶骨

尾骨

脊柱（侧面）

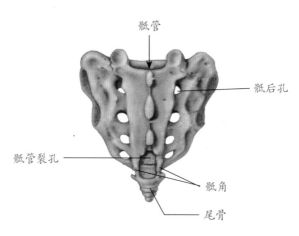

骶管

骶后孔

骶管裂孔

骶角

尾骨

骶尾骨（后面）

中医名词解释

三画

不嗜食	自觉饥饿，但不欲食。
口眼㖞斜	面部口眼歪斜。
口噤	牙关紧闭，张口困难，口合不开。
口㖞	口唇歪斜于一侧，亦称口僻。
大便溏薄	稀便或者水样便。
小儿惊风	小儿时期常见的一种急重病症，以临床出现抽搐、昏迷为主要特征。又称"惊厥"，俗名"抽风"。

四画

五淋	淋证指小便频数短涩，滴沥刺痛，欲出未尽，小腹拘急，或痛引腰腹（尿频、尿急、尿痛）的病症。五淋，包括石淋（以小便排出砂石为主证），气淋（以少腹胀满较为明显，小便艰涩疼痛，尿有余沥），膏淋（小便浑浊如米泔水或滑腻如脂膏），劳淋（小便淋漓不已，遇劳即发），热淋（小便灼热刺痛）。
心悸	自觉心跳异常，心慌不安，不能自主。

五画

目翳	眼内所生遮蔽视线之目障。
半身不遂	一侧肢体不能随意运动。

六画

舌强	舌体强硬僵直，活动不灵，谈吐不利，言语不清，又称"舌謇"。
阴肿	概指以男女阴器肿大为主症的疾患。
阴挺	妇人阴道中有物突出，包括子宫脱垂、阴道壁膨出、阴痔、阴脱等。

七画

完谷不化	粪便中夹有大量未消化食物的腹泻。

八画

疝气	以阴囊、小腹疼痛肿起，涉及腰、胁、背以及心窝部、脐周，伴有四肢厥冷，冷气抢心，止作无时为主要表现的疾病。
怔忡	心跳剧烈，不能自安，又持续不断的心悸。

九画

骨蒸	阴虚潮热的热气自里透发而出，自觉身体发热，其热很深，好像从骨髓蒸发出来，不易退去。
胞衣不下	胎儿娩出后，经过半小时胎盘仍然滞留产妇腹内而不能自然排出。
疮疡	中医外科上所有的肿疡和溃疡，如痈疽、疔疮、疖肿、流痰。

十画	
振寒	发冷时全身颤动。
唇吻强急	吻，中医解剖术语，指唇边的部位。口唇部位强直、痉挛。
唇缓不收	口唇部位肌肉松弛，纵缓不收。
疳疾	以小儿形体虚弱羸瘦为特征的慢性营养不良疾病。
痈疽	发生于体表、四肢、内脏的急性化脓性疾患。
消渴	以多饮、多食、多尿、身体消瘦或尿有甜味为特征的疾病。
十一画	
梅核气	是指咽喉中有异常感觉，但不影响进食为特征的病症。
眼睑𥆧动	眼睑不自主地牵拽跳动的病症，西医称眼轮匝肌痉挛，多为一侧发病，又称"目𥆧"。
崩漏	妇女非周期性子宫出血，其发病急骤，暴下如注，大量出血者为"崩"；病势缓，出血量少，淋漓不绝者为"漏"。
脚气	以腿脚麻木、酸痛，软弱，或挛急、肿胀，或枯萎等为主要表现的疾病。
盗汗	以入睡后汗出异常，醒后汗泄即止为特征的一种病症。
惊悸	自觉易惊善恐的心悸。
胬肉攀睛	眼球结膜增生而突起的肉状物，从眼角横贯白睛，未遮蔽住角膜（黑睛）的称"胬肉"，遮蔽住角膜（黑睛）的称"胬肉攀睛"。
十二画	
跗肿	足背浮肿。
喉痹	以咽部红肿疼痛或干燥、异物感、咽痒不适等为主要临床表现的咽部疾病，相当于西医学的急慢性咽炎及某些全身性疾病在咽部的表现。
痞块	泛指腹内肿块。
痫证	以发作性神志恍惚，或突然昏仆、口吐涎沫、两目上视、四肢抽搐，或口中如有猪羊叫声等为临床特征的神志异常的疾病。
十三画	
痿痹	痿弱，无力运动。
十五画	
噎膈	吞咽困难，饮食难下，或食入即吐的一类疾病。
潮热	发热盛衰起伏有定时，犹如潮汐的表现。包括午后潮热、日晡（下午3时至5时左右）潮热等。
谵语	患者在神志不清的情况下胡言乱语的症状。
十六画	
霍乱转筋	指上吐下泻，失水过多，以致两小腿腓肠肌拘挛，不能伸直。
鼽衄	鼻流清涕和鼻出血。
十七画	
髀股痿痹	大腿痿弱，无力运动的疾患，又名"痿躄"。

经穴及奇穴中文名笔画索引

五画

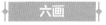

六画

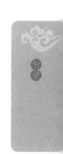

九画

十画

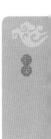

取穴图解（第三版）

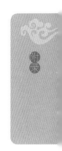